简 易 疗 法 治 百 病 丛 书

陈幼楠
肖星蕾
主编

极简贴敷治百病

中国医药科技出版社

内 容 提 要

本书分为基础篇和临床篇，基础篇介绍了穴位贴敷疗法的常识，包括作用机制、常用中药材及贴敷剂型等；临床篇详细介绍穴位贴敷疗法在内、外、妇、儿等各科常见疾病方面的应用。全书图文并茂，简单易学，可操作性强，适合临床医生及中医爱好者阅读参考。

图书在版编目（CIP）数据

极简贴敷治百病 / 陈幼楠，肖星蕾主编 . — 北京：中国医药科技出版社，2018.6

（简易疗法治百病丛书）

ISBN 978-7-5067-9927-0

Ⅰ . ①极… Ⅱ . ①陈… ②肖… Ⅲ . ①穴位 - 中药外敷疗法 Ⅳ . ① R244.9

中国版本图书馆 CIP 数据核字（2018）第 012729 号

美术编辑　陈君杞

版式设计　锋尚设计

出版　中国医药科技出版社

地址　北京市海淀区文慧园北路甲 22 号

邮编　100082

电话　发行：010-62227427　邮购：010-62236938

网址　www.cmstp.com

规格　710×1000mm　$^1/_{16}$

印张　$12^3/_4$

字数　197 千字

版次　2018 年 6 月第 1 版

印次　2018 年 6 月第 1 次印刷

印刷　北京顶佳世纪印刷有限公司

经销　全国各地新华书店

书号　ISBN 978-7-5067-9927-0

定价　38.00 元

编委会

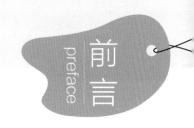

前言
preface

　　穴位贴敷疗法同中医学的其他疗法一样，有着悠久的历史。它是一种中医临床常用的外治方法，是以中医经络学说为理论依据，根据治疗需要将各种不同的中草药加工成药泥、丸、散、膏等不同制剂，贴敷在患处或特定穴位上，通过药力作用于肌表，传于经络、脏腑，依靠药物的刺激作用来治疗疾病的方法。贴敷疗法不仅适用于许多外科疾病，而且对外感病和许多内伤杂病都有独特的疗效，可以起到"内病外治"的作用，是一种深受大众欢迎、疗效确切的疗法，并且因其方法简单、安全可靠、经济易行，备受历代医家的重视。

　　近年来穴位贴敷疗法越来越受到人们的关注，并且愈加广泛地应用于临床。基于此，我们精心搜集相关医学著作和全国中医类期刊发表的关于穴位贴敷疗法的文献，编写了本书。

　　全书分为上、下两篇。上篇属基础理论部分，主要阐述穴位贴敷疗法的来源、作用机制及注意事项、常用药材，以便于读者操作和使用；下篇为临床应用部分，详细介绍了穴位贴敷疗法对内、外、妇、儿、五官、骨伤等科临床常见病、多发病的治疗。书末附录部分介绍了常用穴位取穴方法，便于读者快速找到穴位。全书图文并茂，简单易学，适合临床医生及中医爱好者阅读参考。

希望本书的出版能为穴位贴敷疗法的普及推广起到积极的促进作用，让穴位贴敷疗法为更多人祛除病痛，带来健康。

编者

2017年9月

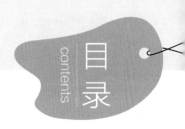

目录
contents

基础篇

临床篇

附　录

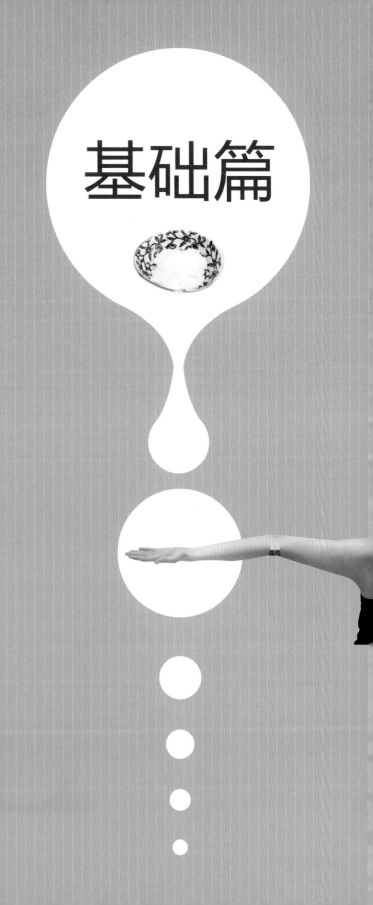

基础篇

第一章　认识贴敷疗法

第一节　什么是贴敷

　　穴位贴敷疗法是中医临床常用的外治方法，是指在中医基本理论的指导下根据治疗需要将各种不同的药物制成相应的剂型，贴敷于患处或一定的上述穴位，通过药力作用于肌表，传于经络、脏腑，从而达到治疗目的的一种方法。穴位贴敷既可治疗外症，又可内病外治。此方法简单易行，安全性高，治疗效果显著，故而临床应用广泛。

　　某些带有刺激性的药物贴敷穴位可以引起局部充血发泡甚至化脓如灸疮，此时又称为"天灸"或"自灸"，现代也称发泡疗法；若将药物贴敷于脐中（神阙穴），通过脐部吸收或刺激脐部以治疗疾病时，又称敷脐疗法或脐疗。

　　穴位贴敷疗法的应用在我国有着悠久的历史，可以追溯到原始社会时期。人们用树叶、草茎等涂敷伤口，逐渐发现有些植物外敷能减轻疼痛并止血，甚至可以加速伤口的愈合，这可看作是中药贴敷治病的起源。

　　在湖南长沙马王堆汉墓出土的我国现存最早的医方专著《五十二病方》中有"蚖……以蓟印其中颠"的记载，即用芥子泥贴敷于百会穴，使局部皮肤发红治疗毒蛇咬伤。春秋战国时期，人们对穴位贴敷疗法的作用和疗效已有一定的认识并逐步运用这种方法于临床。在《灵枢·经脉》记载"足阳明之

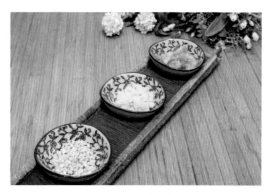

图 1-1-1　鲜药

筋……颊筋有寒，则急引颊日移口，有热则筋缓，不胜收放僻，治之以马膏，膏其急者，以白酒和桂，以涂其缓者……"，被后世誉为膏药之始，开创了现代膏药之先河。东汉时期的医圣张仲景在《伤寒杂病论》中记述了烙、熨、外敷、药浴等多种外治之法，而且列举的各种贴敷方，有证有方，方法齐备，如治劳损的五养膏、玉泉膏，至今仍有效地指导临床实践。

晋唐时期，随着针灸学的发展，医家把外敷法与经络腧穴的功效相结合，出现了穴位贴敷疗法。葛洪的《肘后备急方》中记载"治疟疾寒多热少，或但寒不热，临发时，以醋和附子末涂背上"，并收录了大量的外用膏药，如续断青、丹参青、雄黄膏、五毒神膏等，注明了具体的制用方法。孙思邈在《孙真人海上方》中写道：小儿夜哭最堪怜，彻夜无眠苦通煎，朱甲末儿脐上贴，悄悄清清自然安，并提出了"无病之时"用青摩囟上及足，动以避"寒心"等未病先防的思想。宋明时期，中药外治法不断改进和创新，极大地丰富了穴位贴敷疗法的内容。《太平圣惠方》、《圣济总录》、《普济方》、《本草纲目》中均收载了不少穴位贴敷方，并为人们所熟知和广泛采用。

清代是穴位贴敷疗法较为成熟的阶段，出现了不少中药外治的专著，其中以《急救广生集》、《理瀹骈文》最为著名，二者较为完整的理论体系标志着贴敷疗法的成熟。《急救广生集》是程鹏程经数十年精心汇聚而成，详细地记载了清代嘉庆前千余年的穴位外敷治病的经验和方法，并强调在治疗过程中应注意"饮食忌宜"、"戒色欲"等，是后世研究和应用外治的经典之作。吴师机结合自己的临床经验，对外治法进行了系统的整理和理论探索，著成《理瀹骈文》一书。书中每种病的治疗都以膏药薄贴为主，选择性地配以点、敷、熨、洗、搐、擦等多种外治法，且把穴位贴敷疗法治疗疾病的范围推及到内、外、妇、儿、皮肤、五官等科，提出了"以膏统治百病"的论断。并依据中医基本理论，对内病外治的作用机制、制方遣药、具体运用等方面，作了较详细的论述，提出外治部位"当分十二经"，药物当置于"经络穴选"与针灸之取穴同一理之论点。

新中国成立以后，专家学者们对历代文献进行考证、研究和整理，大胆探索，不但用穴位贴敷治疗常见病，而且还应用本法治疗肺结核、肝硬化、冠心病、高血压、各种传染病以及其他疑难病种。如用抗癌中药制成的化瘀膏，外用治疗癌症取得了可靠效果，不仅有止痛之效，而且还有缩小癌瘤之功。现在许多边缘学科及交叉学科的出现为穴位贴敷疗法注入了新的活力，一方面运用现代生物、理化等方面的知识和技术，研制出新的具有治疗作用的仪器并与穴位贴敷外治协同运用；另一方面研制出不少以促进药物吸收为主，且使用方便的器具。尤为可喜的是开始注意吸收现代药学的成果，用来改革剂型和贴敷方式，包括加入化学发热物质后配制成的熨贴剂，如代温灸膏等；用橡胶和配合剂作为基质，加入中药提炼的挥发油或浸膏制成的硬膏剂，如麝香虎骨膏、关节止痛膏等；使药物溶解或分解在成膜材料中制成的药膜状固体帛制剂或涂膜剂，如斑蝥发泡膜等；还有在贴敷方中加入透皮吸收促进剂来促进治疗性药物高效率、均匀持久地透过皮肤的贴敷剂，如复方洋金花止咳平喘膏等。

穴位贴敷疗法不但国内影响广泛，在国外也逐渐兴起，被越来越多的人所接受。如德国慕尼黑大学医学部发明的避孕膏，贴敷在腋下可收到避孕良好效果；日本大正株式会社研制的具有温经活血止痛作用的辣椒膏在社会中也深受人们的欢迎。

穴位贴敷疗法操作简便易学，使用安全，毒副作用极小而乐于被患者所接受。尤其适用于老幼体弱的患者，对于攻补难施之时、不能服药之症、不肯服药之人，更具有内服疗法所不具备的诸多优点，因此被广泛应用于临床各科疾病的治疗，受到越来越多的人的喜爱。

第二节 为什么贴敷能治病

（一）理论依据

穴位贴敷疗法既有穴位刺激作用，又通过特定的药物吸收以发挥明显的药理作用，也就是说本疗法可发挥药物、腧穴的双重治疗作用而使疗效倍增。

1. 经络学说

穴位贴敷使外用敷药通过皮毛、经穴、经脉而起作用，达到以肤固表、以表托毒、以经通脏、以穴除邪、扶正强身的目的。《灵枢·海论》说"十二经脉者，内属于脏腑，外络于肢节。"《灵枢·九针十二原》注："节之交三百六十五合；所言节者，神气之所游行出入也，非皮肉筋骨也。"指出经络内属脏腑，外络肢节，沟通表里，是一切疾病的反应部位。《灵枢·本脏》说："经脉者，所以行气血而营阴阳，濡筋骨，利关节者也。"指出经络的根本功能是运行气血、协调阴阳，营养和控制全身。腧穴不仅是经气游行出入体表之所在，而且有反映病痛和通过针灸刺激以达到补虚泻实，防病治病的作用。借助穴位本身的治疗作用和经络沟通表里的属性，穴位贴敷疗法不但能治疗局部病变，还可通过经络腧穴与脏腑的联系治疗全身疾患。

2. 药物特性

各种药材除具备寒热温凉、升降沉浮的特性外还各自具有解表、清热、理气、理血、祛风、安神、调补气血等作用。《理瀹骈文》云："外治之理，即内治之理，外治之药，亦即内治之药，所异者法耳。"说明内服有效的药物也可以作为外敷之用。药物之不同的气味均可通过经络系统直达病所发挥作用，药物的使用总纲无异于内服疗法，寒者热之，热者寒之。虚则补之，实则泻之，即吴氏所说的"郁者以宣，乖者以协，泛者以归，停者以逐，满者以泄，劳者以破，滑者以留，阻者以行，逆上者为之降，陷下者为之提，格于中者为之通，越于外者为之敛"。

3. 功效

穴位贴敷的功效可概括为四个字："拔"、"截"、"通"、"调"。凡病所聚集之处"拔"之则病邪能出，免除深入内陷之患；"截"之则邪气内消，解除妄行传遍之虞；"通"之可行滞解郁，化积消瘀，调和营卫；"调"之则阴平阳秘，无脏腑偏盛偏虚之虑。具体而言可包括活血祛瘀，通络止痛；清热解毒，消肿止痛；祛痰解痉，软坚散结；疏通经络，祛风除邪；调和阴阳，健脾开胃；调整气血，强健脏腑等。

（二）作用原理

用现代研究解释，药物透过皮肤吸收的过程有3个步骤，一是释放，指药物从基质中释放出来扩散到皮肤或贴膜上。贴敷药物中所含的表面活性剂可促进被动扩散的吸收，增加表皮类脂膜对药物的透过率。二是穿透，指药物透过表皮进入内皮。在此过程中药物于体表局部形成一种汗水难以蒸发扩散的密闭状态，使角质层含水量提高。角质层经水合作用后可膨胀呈多孔状态，易于药物穿透。三是吸收，指药物透入皮肤与黏膜后通过血管进入体循环而产生全身作用。

1. 抗菌消炎

药理分析证实部分中药有抗菌、抗病毒的化学成分，因而对局部有良好的抗感染作用，同时部分药物还有抑制或杀灭真菌的作用。对外敷药化腐生肌作用的研究表明其可促进细胞的增生分化和肉芽组织的增长速度，在一定程度上加速伤口愈合。穴位贴敷能促进巨噬细胞的游出，而巨噬细胞具有吞噬细菌、异物和坏死组织碎片，提高局部抗感染能力的作用，还有调节胶原代谢的作用，对伤口愈合有重要意义。因此穴位贴敷可改善创面血液循环，增加局部血氧供给，加速创面新陈代谢，促进创面愈合。

2. 提高免疫

穴位贴敷可刺激皮肤的神经末梢感受器，通过神经系统形成新的反射，从而破坏原有的病理反射联系；药物的刺激在大脑皮层形成一个新的兴奋灶，遗留下痕迹反射，长期的抑制作用改变了下丘脑-垂体-肾上腺皮质轴的功能状态，改善机体的免疫状态，增强机体抗病能力。如慢性支气管炎患者在夏季穴位贴敷，结果红细胞C3b受体花环率、淋巴细胞绝对值及植物血激素皮肤试验，均有不同程度提高，提示穴位贴敷有调节免疫功能的作用，能增强机体非特异免疫力，降低过敏性。

3. 提高药效

现代研究认为穴位给药的生物利用度明显高于一般给药，因腧穴对药物具有敏感性和放大效应。通过药物对皮肤的刺激引起皮肤和患部的血管扩张，促进局部和周身的血液循环，增强新陈代谢，改善局部组织营养，提高细胞免疫和体液免疫功能。此外，经皮肤吸收的药物极少通过肝脏，也不经过消化道，一方面可避免肝脏及各种消化酶、消化液对药物成分的分解破坏，从而使药物保持更多的有效成分，更好地发挥治疗作用；另一方面也避免了因药物对胃肠的刺激而产生的一些不良反应。所以，此法可以弥补药物内治的不足。对于衰老稚弱者、病药格拒、药入即吐者尤宜。

近年来，人们还将透皮吸收促进剂引进中药外治领域，使药物呈分子或亚分子状态均匀地分布于基质中，以利于迅速、均匀的透皮吸收进入血液循环，既促进了外用药物的吸收，又保持了血药浓度的稳定。

第二章 贴敷常用药材及剂型

第一节 常用药材

（一）三七

【来源】双子叶植物药五加科植物三七的根。

【功效】止血，散瘀，消肿，定痛。

【主治】咯血、衄血、便血、血痢、崩漏、跌扑瘀血、外伤出血。

（二）川乌

【来源】双子叶植物药毛茛科植物乌头的块根。

【功效】祛寒湿，散风邪，温经，止痛。

【主治】治风寒湿痹、四肢拘挛、半身不遂、头风头痛、心腹冷痛。

（三）大黄

【来源】蓼科植物掌叶大黄、唐古特大黄或药用大黄的根或根茎。

【功效】泻热毒，破积滞，行瘀血。

【主治】便秘、谵语发狂、食积痞满、里急后重、瘀停经闭、癥瘕积聚。

（四）干姜

【来源】双子叶植物药姜科植物姜的根茎。

【功效】温中逐寒，回阳通脉。

【主治】心腹冷痛，吐泻，肢冷脉微，寒饮喘咳，风痹。

（五）王不留行

【来源】双子叶植物药石竹科植物麦蓝菜的种子。

【功效】行血通经，催生下乳，消肿敛疮。

【主治】妇女经闭、乳汁不通、难产、血淋、痈肿、金疮出血。

（六）巴豆

【来源】双子叶植物药大戟科植物巴豆的种子。

【功效】峻下寒积，通关窍，逐痰，行水，杀虫。

【主治】冷积凝滞、胸腹胀满急痛。

（七）丹参

【来源】双子叶植物药唇形科植物丹参的根。

【功效】活血祛瘀，安神宁心，排脓，止痛。

【主治】心绞痛、痛经、经闭、血崩带下、癥瘕、积聚、瘀血腹痛、骨节疼痛。

（八）五味子

【来源】双子叶植物药木兰科植物五味子的果实。

【功效】敛肺滋肾，生津敛汗，涩精止血，宁心安神。

【主治】肺虚久咳、肺肾虚咳、自汗、盗汗、消渴、梦遗、滑精、久泻不止、心悸、失眠。

（九）五倍子

【来源】倍蚜科昆虫角倍蚜或倍蛋蚜在其寄主盐肤木、青麸杨或红麸杨等树上形成的虫瘿。

【功效】敛肺降火，涩肠止泻，固精缩尿，收敛止汗，止血，解毒，敛疮。

【主治】肺虚久咳、久痢、久泻、脱肛、盗汗、遗精、便血、衄血、崩漏、外伤出血、肿毒、疮疖。

（十）木香

【来源】双子叶植物药菊科植物云木香、越西木香、川木香等的根。

【功效】行气止痛，温中和胃，利尿通淋，辟毒消恶，消癖化癥。

【主治】脘腹胀痛、肝郁胁痛、湿热泻痢、寒疝疼痛、呕吐、泄泻。

（十一）天南星

【来源】双子叶植物药天南星科植物天南星、东北天南星或异叶天南星等的块茎。

【功效】燥湿化痰，祛风定惊，消肿散结。

【主治】中风、口眼歪斜、半身不遂、癫痫、惊风、风痰眩晕、跌扑损伤、蛇虫咬伤。

（十二）巴戟天

【来源】双子叶植物药茜草科植物巴戟天的根。

【功效】补肾阳，壮筋骨，祛风湿。

【主治】少腹冷痛、小便不禁、子宫虚冷、风寒湿痹、腰膝酸痛。

（十三）半夏

【来源】双子叶植物药天南星科植物半夏的块茎。

【功效】燥湿化痰，降逆止呕，消痞散结。

【主治】湿痰冷饮、呕吐、反胃、咳喘痰多、胸腹胀满、痰厥头痛、头晕不眠、痈肿。

（十四）薄荷

【来源】双子叶植物药唇形科植物薄荷或家薄荷的全草或叶。

【功效】止痛止痒，散热，辟秽，解毒。

【主治】外感风热、头痛、目赤、咽喉肿痛、食滞气胀、口疮、牙痛。

（十五）槟榔

【来源】棕榈科植物槟榔的种子。

【功效】杀虫，破积，下气，行水。

【主治】虫积食滞、脘腹胀痛、泻痢后重、疟疾、水肿、脚气。

（十六）冰片

【来源】龙脑香科植物龙脑香树脂的加工品，或为樟脑、松节油等用化学方法合成的加工制成品。

【功效】开窍醒神，清散郁火，去翳明目，消肿止痛。

【主治】中风口噤、热病神昏、惊痫痰迷、气闭耳聋。

（十七）柴胡

【来源】双子叶植物药伞形科植物北柴胡、狭叶柴胡等的根。

【功效】和解少阳，舒肝和胃，升阳举陷。

【主治】寒热往来、胸满胁痛、口苦耳聋、头痛目眩、疟疾、下痢脱肛、月经不调。

（十八）赤芍

【来源】双子叶植物药毛茛科植物芍药（野生种）、草芍药、川赤芍等的根。

【功效】行瘀，止痛，凉血，消肿。

【主治】瘀滞经闭、腹痛、胁痛、衄血、血痢、肠风下血、目赤、痈肿。

（十九）当归

【来源】双子叶植物药伞形科植物当归的根。

【功效】补血和血，调经止痛，润燥滑肠。

【主治】月经不调、经闭腹痛、癥瘕结聚、崩漏，血虚头痛，肠燥便难。

（二十）防风

【来源】双子叶植物药伞形科植物防风的根。

【功效】发表，祛风，胜湿，止痛，解痉。

【主治】外感风寒、头痛、目眩、项强、风寒湿痹、骨节酸痛、四肢挛急。

（二十一）茯苓

【来源】菌类植物药多孔菌科植物茯苓的干燥菌核。

【功效】渗湿利水，健脾和胃，宁心安神，强精益髓。

【主治】小便不利、水肿胀满、痰饮咳逆、呕哕、泄泻。

（二十二）附子

【来源】双子叶植物药毛茛科植物乌头的旁生块根（子根）。

【功效】回阳补火，散寒除湿。

【主治】阴盛格阳、大汗亡阳、吐利厥逆、心腹冷痛、脾泄冷痢、脚气水肿、小儿慢惊、风寒湿痹、拘挛。

（二十三）桂枝

【来源】樟科植物肉桂的嫩枝。

【功效】发汗解肌，温经通脉。

【主治】风寒表证、肩背肢节酸痛、胸痹痰饮、经闭癥瘕。

（二十四）红花

【来源】双子叶植物药菊科植物红花的花。

【功效】活血通经，去瘀止痛。

【主治】经闭、癥瘕、产后恶露不行、瘀血作痛、痈肿、跌扑损伤。

（二十五）胡椒

【来源】双子叶植物药胡椒科植物胡椒的果实。

【功效】温中下气，产后腹痛，跌扑肿痛，浮热牙痛，解食物毒。

【主治】寒痰食积、脘腹冷痛、反胃、呕吐清水、泄泻、冷痢。

（二十六）花椒

【来源】双子叶植物药芸香科植物花椒或青椒的果皮。

【功效】温中散寒，除湿杀虫，温补命门，解鱼腥毒。

【主治】积食停饮、心腹冷痛、呕吐、呃逆、咳嗽气逆、风寒湿痹、泄泻、痢疾、疝痛、齿痛。

（二十七）黄连

【来源】双子叶植物药毛茛科植物黄连、三角叶黄连、峨眉野地连或云南黄连的根茎。

【功效】泻火，燥湿，解毒，杀虫。

【主治】时行热毒、伤寒、热盛心烦、痞满呕逆、热泻腹痛、吐衄、下血、疳积、咽喉肿痛、口疮、痈疽疮毒、湿疹、烫伤。

（二十八）黄芪

【来源】双子叶植物药豆科植物黄芪或内蒙黄芪的干燥根。

【功效】补气升阳，补气摄血，补气行滞，益气固表。

【主治】自汗、盗汗、血痹、水肿、内伤劳倦、脾虚泄泻、脱肛、气虚血脱、崩漏。

（二十九）黄芩

【来源】双子叶植物药唇形科植物黄芩的根。

【功效】泻实火，除湿热，止血，安胎。

【主治】壮热烦渴，肺热咳嗽，湿热泻痢，热淋，吐、衄、崩、漏，目赤肿痛，痈肿疔疮。

（三十）荆芥

【来源】双子叶植物药唇形科植物荆芥的全草。

【功效】祛风解表，理血止血。

【主治】感冒发热、头痛、咽喉肿痛、吐血、衄血、便血、崩漏。

（三十一）决明子

【来源】双子叶植物药豆科植物决明的成熟种子。

【功效】清肝，明目，利水，通便。

【主治】风热赤眼、青盲、雀目。

（三十二）麻黄

【来源】麻黄科植物草麻黄、木贼麻黄或中麻黄的草质茎。

【功效】发汗，平喘，利水。

【主治】伤寒表实、发热恶寒无汗、头痛鼻塞、骨节疼痛、咳嗽气喘、风水浮肿、小便不利、风邪顽痹。

（三十三）芒硝

【来源】矿物芒硝经煮炼而得的精制结晶。

【功效】软坚泻下，清热除湿，破血通经，消肿疗疮。

【主治】实热积滞、腹胀便秘、停痰积聚、目赤翳障、丹毒、痈肿。

（三十四）肉桂

【来源】双子叶植物药樟科植物肉桂的干皮及枝皮。

【功效】散寒止痛，补火助阳，暖脾胃，通血脉，杀虫止痢。

【主治】命门火衰、肢冷脉微、亡阳虚脱、腹痛泄泻、腰膝冷痛、经闭癥瘕。

（三十五）乳香

【来源】橄榄科植物卡氏乳香树的胶树脂。

【功效】调气，活血，止痛，追毒。

【主治】气血凝滞、心腹疼痛、痈疮肿毒、跌打损伤、痛经。

（三十六）麝香

【来源】鹿科动物麝的雄兽香腺囊中的分泌物。

【功效】开窍，辟秽，通络，散瘀。

【主治】中风、惊痫、中恶烦闷、心腹暴痛、癥瘕癖积、跌打损伤、痈疽肿毒。

（三十七）生姜

【来源】双子叶植物药姜科植物姜的鲜根茎。

【功效】发表，散寒，止呕，开痰。

【主治】感冒风寒、呕吐、痰饮、喘咳、胀满、泄泻；解半夏、天南星及鱼蟹、鸟兽肉毒。

（三十八）石膏

【来源】硫酸盐类矿物石膏的矿石。

【功效】解肌清热，除烦止渴，生肌敛疮。

【主治】痈疽疮疡，溃不收口，烫伤。

（三十九）吴茱萸

【来源】双子叶植物药芸香科植物吴茱萸的未成熟果实。

【功效】温中，止痛，理气，燥湿。

【主治】呕逆吞酸、腹寒吐泻、脘腹胀痛、脚气、疝气、口疮溃疡、齿痛、湿疹。

（四十）细辛

【来源】马兜铃科植物辽细辛或华细辛的带根全草。

【功效】祛风，散寒，行水，开窍。

【主治】风冷头痛、鼻渊、牙痛、痰饮咳逆、风湿痹痛。

（四十一）续断

【来源】川续断科植物川续断或续断的根。

【功效】补肝肾，续筋骨，调血脉。

【主治】腰背酸痛、足膝无力、跌打损伤、痈疽疮肿。

（四十二）樟脑

【来源】双子叶植物药樟科植物樟的根、干、枝、叶，经提炼制成的颗粒状结晶。

【功效】通窍，杀虫，止痛，辟秽。

【主治】心腹胀痛、脚气、疮疡疥癣、牙痛、跌打损伤。

（四十三）栀子

【来源】双子叶植物药茜草科植物山栀的果实。

【功效】清热，泻火，凉血。

【主治】虚烦不眠、目赤、咽痛、吐血、衄血、尿血、热毒疮疡、扭伤肿痛。

第二节　常用剂型

穴位贴敷疗法，是以中医经络学说为理论依据，把药物研成细末，用水、醋、酒、蛋清、蜂蜜、植物油、清凉油、药液甚至唾液调成糊状，或用呈凝固状的油脂（如凡士林等）、黄醋、米饭、枣泥制成软膏、丸剂或饼剂，或将中药汤剂熬成膏，或将药末散于膏药上，再直接贴敷穴位、患处（阿是穴），以此用来治疗疾病的一种无创痛穴位疗法。故临床上有很多不同的剂型。

（一）鲜药泥剂

新采集的鲜生药清水洗净后切碎捣烂成为泥状（图2-2-1、图2-2-2），应用时将新鲜药泥敷于患处或相应穴位，外盖油纸、纱布，胶布固定。本方法制作简便，药量易于控制，但由于采用鲜生药，一般需要现用现制。

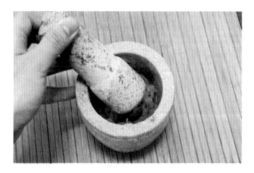 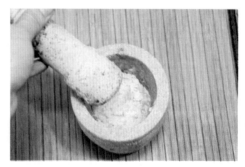

图2-2-1　捣鲜药泥（1）　　　　　图2-2-2　捣鲜药泥（2）

（二）鲜药汁剂

将新采集的鲜生药清水洗净切碎捣烂成为泥状后倒在纱布上，用纱布将药泥包裹后进行挤压扎汁（图2-2-3）。应用时将脱脂棉或纱布在鲜药汁中浸泡，待脱脂棉或纱布吸取足量药汁后，敷于患处或相应穴位，外盖油纸、塑料薄膜，胶布固定。本方法制作简单，应用方便，但由于采用鲜生药，一般需要现用现制。

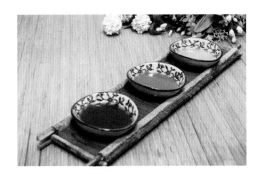

图2-2-3 药汁

（三）药液剂

将药物放于砂锅内加水浸泡，按中药煎制方法煎煮，去渣取液（图2-2-4）。应用时将脱脂棉或纱布在药液中浸泡，待脱脂棉或纱布吸取足量药液后，敷于患处或相应穴位，外盖油纸、塑料薄膜，胶布固定。本方法制作简单，应用方便，适用范围较广。

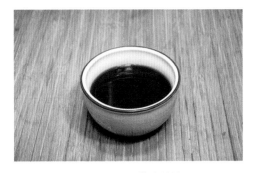

图2-2-4 敷贴药液

（四）药糊剂

将药物研成细粉末状（图2-2-5），在药末中加入适当的调和剂如水、油、酒、醋、蜜、茶等，搅拌成糊状；多汁的鲜生药材可榨汁后与面粉搅拌成糊状（图2-2-6）。应用时将药糊敷于患处或相应穴位，外盖油纸、纱布或塑料薄膜，胶布固定。本方法制作简单，剂型具有吸水、保护创面等作用，对于热证肿毒、跌打损伤等疗效显著。

合理选择调和剂有利于发挥药物的药效，如用醋调贴敷药能起解毒、化瘀、敛疮的作用，并且可以缓和过猛的药性。用酒调贴敷药能起到行气活络、消肿止痛的作用。

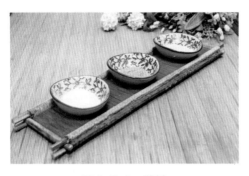

图 2-2-5　药粉

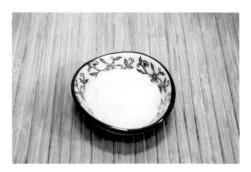

图 2-2-6　敷贴药糊

（五）软膏剂

药膏剂是将药粉直接和油脂类如动物油、松脂、黄白蜡、饴糖、凡士林等（图2-2-7）调和成硬糊状的制剂。应用时将药膏摊于棉垫或桑皮纸上，贴敷于患处或相应穴位，胶布固定。本方法制作的药剂柔软润滑，涂展性好，具有较强的穿透性，多用于干燥肥厚性皮肤病及少许湿润的创面。

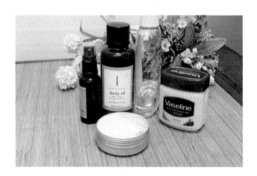

图 2-2-7　油、凡士林等

（六）硬膏剂

硬膏剂是将药粉与香油、蜂蜡等基质混合炼制后涂展于一定规格的布、皮、桑皮纸上而制成的硬膏制剂。应用时需将膏药烤软，揉搓使药物分布薄厚均匀后贴于患处或相应穴位。本剂型应用方便且便于收藏携带，适用范围较广。

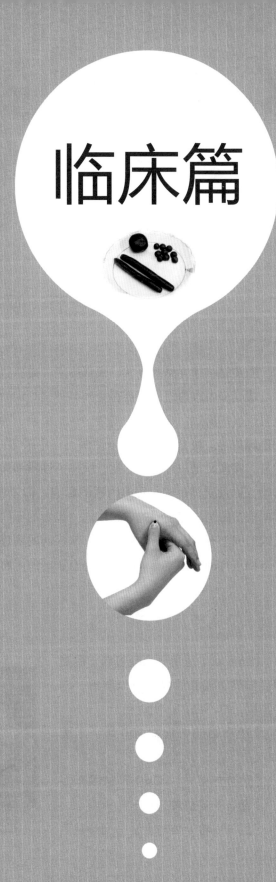

临床篇

第三章

内科常见疾病

第一节　腹痛

　　腹痛是临床常见的症状。腹部疼痛，是脐腹疼痛、小腹疼痛、少腹疼痛的统称。腹痛多由腹内组织或器官受到某种强烈刺激或损伤所致，也可由胸部疾病及全身性疾病所致。病因极为复杂，包括炎症、肿瘤、出血、梗阻、穿孔、创伤及功能障碍等。可分为急性与慢性两类。中医学一般分为里寒实痛、虚寒腹痛等。此外，腹痛又是一种主观感觉，腹痛的性质和强度，不仅受病变情况和刺激程度影响，而且受神经和心理等因素的影响。即患者对疼痛刺激的敏感性存在差异，相同病变的刺激在不同的患者或同一患者的不同时期引起的腹痛在性质、强度及持续时间上有所不同。因此，只有从疾病的病理生理、神经生理、心理学和临床多方面进行剖析，才有可能对腹痛有正确的了解。

腹冷疼痛方

　　【适应证】适用于寒凝腹痛。腹痛急猛剧烈，温腹后疼痛可以缓解，遇冷加剧，口不渴，小便清利。

　　【药物组成】食盐500克，干姜100克。

　　【贴敷方制法】将以上药材混合。

　　【选穴】阿是穴。

　　【用法】将干姜与食盐一同炒热后

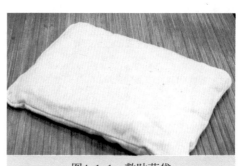

图4-1-1　敷贴药袋

装入布袋内（图4-1-1），热敷痛处。注意热敷时不可过热，防止烫伤皮肤。每日1次。

暖脐膏

【适应证】适用于虚寒腹痛。腹痛较缓，时作时止，劳累后疼痛加重，得温或触按疼痛减轻，可伴有身体困倦疲乏，四肢冷等表现。

【药物组成】小茴香10克，吴茱萸10克，黄酒适量。

【贴敷方制法】将上述药物研成细末，备用。

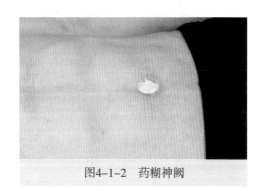

图4-1-2 药糊神阙

【选穴】神阙穴。

【用法】取适量上述细末，用热黄酒调成糊状，涂抹于神阙穴（图4-1-2），用胶布固定，每日1次。

消食膏

【适应证】适用于食积腹痛。多因暴饮暴食或进食不规律引起，腹部疼痛拒按，呕吐反胃，厌食，可伴有便秘或腹泻，腹泻后疼痛减轻。

【药物组成】白术100克，茯苓60克，白芍60克，神曲60克，麦芽60克，香附60克，当归60克，枳实60克，半夏60克，陈皮20克，黄连20克，吴茱萸20克，山楂20克，白蔻仁20克，益智仁20克，黄芪20克，山药20克，甘草20克，党参15克，木香15克，黄丹500克。

【贴敷方制法】将上述药物共同研磨成细末，与植物油一同按膏药的制作方法熬至滴水成珠时用黄丹收膏，装瓶密封。

【选穴】膻中穴、神阙穴（图4-1-3，图4-1-4）。

【用法】取膏药适量，烘热，涂于牛皮纸或棉布上，分别贴于膻中穴、神阙穴。每日或隔日换药1次。

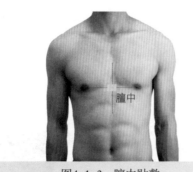

图4-1-3 膻中贴敷

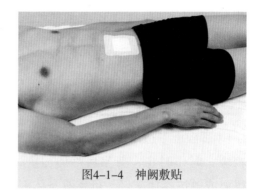

图4-1-4 神阙敷贴

虫积膏

【适应证】适用于虫积腹痛。主要表现为脐腹疼痛，时发时止，早晨或空腹痛甚，得食痛减，嗜食异物，夜间磨牙，睡卧不安，烦躁啼哭，大便秘结或稀薄，或便下蛔虫。

【药物组成】川椒30克，乌梅30克。

【贴敷方制法】将上述药物混合。

【选穴】神阙穴。

【用法】将上述药物炒热后装入布袋，热敷于神阙穴。注意热敷时不可过热，防止烫伤皮肤。每日1次。

专家提示

① 腹痛时千万不要服阿司匹林或其他麻醉性止痛药止痛。阿司匹林对腹痛有害无益，麻醉性止痛药可掩盖症状，干扰诊断。

② 对于剧烈腹痛的患者，应该卧床休息，加强护理和观察，及时作出诊断以免耽误病情。

③ 饮食上宜选择有营养、容易消化的食物，少食多餐，切忌暴饮暴食。

第二节 腹泻

腹泻是临床上常见的症状，是指排便次数明显超过平日习惯的频率，粪质稀薄，水分增加，或含未消化食物或脓血、黏液。腹泻常伴有排便急迫感、肛门不适、失禁等症状。腹泻分急性和慢性两类。急性腹泻发病急剧，病程在2～3周之内。慢性腹泻指病程在两个月以上或间歇期在2～4周内的复发性腹泻。一般可分为寒泻、热泻、泻痢日久。

止泻散

【适应证】适用于寒湿泄泻。发病势急，大便清稀，肠鸣腹痛，口不渴，身体发冷，喜欢喝温水或吃温热的东西。

【药物组成】白胡椒20粒，炮干姜3克，炒雄黄粉3克，肉桂3克，吴茱萸3克。

【贴敷方制法】将以上药材一起研成细末备用。

【选穴】神阙穴。

【用法】将脱脂药棉蘸上药粉敷在肚脐孔上，在外面用纱布盖上，并用胶布固定。每日换1次药，病好即止。

车前滑石散

【适应证】适用于湿热泄泻。腹痛，泄泻急迫，大便稀伴有黏液，泻下后仍感不适，肛门灼热，口渴，喜欢喝冷饮，小便黄。

【药物组成】车前草60克，甘草3克，滑石6克。

【贴敷方制法】将以上药材一起研成细末，装瓶备用。

【选穴】神阙穴、天枢穴。

【用法】取药末20克，以茶水调匀

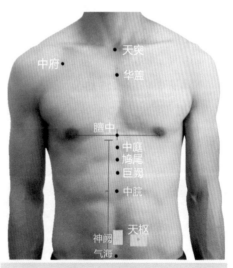

图4-2-1 神阙、天枢

成糊状，敷于神阙穴、天枢穴上（图4-2-1），在外面用纱布盖上，并用胶布固定。每日换药1次。

肾泻方

【适应证】适用于肾虚泄泻。常在凌晨4～5点左右发生轻微腹痛，肠鸣后立刻出现泄泻，泻下后疼痛减轻，身体怕冷，四肢偏凉，腰膝酸软。

【药物组成】肉豆蔻60克，五味子60克，补骨脂120克，吴茱萸30克。

【贴敷方制法】将以上药物研成细末，备用。

【选穴】神阙穴。

【用法】用棉布制成20厘米见方的布袋，内铺薄棉花。将药末均匀地撒在棉花上，将布袋封口（图4-2-2），盖于神阙穴上，用布袋束腰固定，每5日更换药末1次。

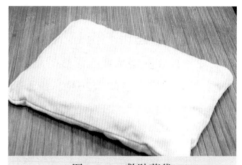

图4-2-2　敷贴药袋

泄泻热敷带

【适应证】各种泄泻。

【药物组成】苍术30克，厚朴30克，陈皮30克，炙甘草30克。

【贴敷方制法】将以上药物研成细末，备用。

【选穴】神阙穴。

【用法】将细末炒热装入布袋中，热敷于神阙穴，药凉后重复加热使用。注意热敷时不可过热，每日1次。防止烫伤皮肤。

> 专家提示
>
> ① 急性泄泻的患者应注意休息，注意饮食卫生，不吃腐败变质的食物，不喝生水。
>
> ② 腹泻完全停止前食物应以细、软、烂、少渣、易消化为宜，如食欲旺盛，则少食多餐。

第三节　便秘

便秘是以大便秘结不通，排便间隔时间延长，或虽不延长而排便困难为主要表现的病证。便秘是多种疾病的一种症状，而不是一种病。主要是指排便频率减少，一周内大便次数少于2～3次，或者2～3天才大便1次，粪便量少且干结时称为便秘。但有少数人平素一贯是2～3天才大便1次，且大便性状正常，此种情况不应认为是便秘；对同一人而言，如大便由每天1次或每2天1次变为2天以上或更长时间才大便1次时，应视为便秘。长期慢性便秘会给人造成较大的痛苦，有时能导致消化、睡眠及精神障碍，严重影响身体健康和生活质量。

田螺膏

【适应证】适用于热秘。表现为大便干结，小便黄，可伴有腹胀腹痛，面红身热，口干口臭，牙龈肿痛等症状。

【药物组成】田螺5个。

【贴敷方制法】田螺捣烂成泥，备用。

【选穴】神阙穴、气海穴（图4-3-1）。

【用法】将田螺泥敷于神阙穴、气海穴，用胶布固定，每天1次。

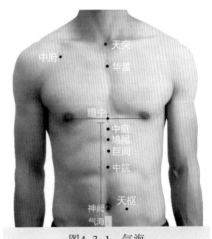

图4-3-1　气海

冷秘膏

【适应证】适用于冷秘。表现为大便排出困难，小便清长，可伴有小腹冷痛、手脚凉、喜热怕冷、腰腿酸重。

【药物组成】巴豆1克，肉桂1克，吴茱萸3克。

【贴敷方制法】将上述药物研成细末，备用。

【选穴】神阙穴、足三里穴（图4-3-2）。

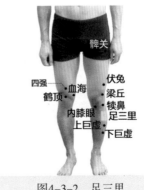

图4-3-2　足三里

【用法】将上述细末炒热，装入布袋，热敷于神阙穴、足三里穴。注意热敷时不可过热，防止烫伤皮肤。每日1次。

火麻仁膏

【适应证】老年虚秘。老年人粪便虽不干却排便无力，伴有汗出、气短，便后疲乏，肢体疲倦，少气懒言。

【药物组成】火麻仁60克，大黄15克，郁李仁30克。

【贴敷方制法】将上述药物研成细末，文火炼稠，冷却后搓成条状，如筷子般粗细，长约3厘米的药条（图4-3-3），备用。

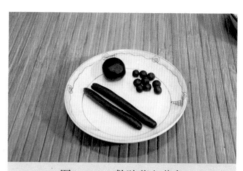

图4-3-3　敷贴药丸药条

【选穴】阿是穴。

【用法】将上述药条纳入肛门内，每日2次。

大黄麻仁膏

【适应证】各种便秘。

【药物组成】大黄12克，麻子仁8克，枳实6克，巴豆6克，麝香0.3克，芒硝8克。

【贴敷方制法】将上述药物研成细末，备用。

【选穴】神阙穴、上髎穴、次髎穴、中髎穴、下髎穴。

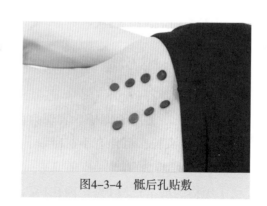

图4-3-4　骶后孔贴敷

【用法】将上述细末用油脂调成膏状，制成直径3厘米的药饼，分别于上述穴位贴敷（图4-3-4）4～6小时，每日1次。

玄明粉敷脐膏

【适应证】适用于单纯性便秘。

【药物组成】玄明粉10~20克。

【贴敷方制法】将以上药材研成细末，备用。

【选穴】神阙穴。

【用法】嘱患者平卧，用温水清洗脐部待干后，取玄明粉10~20克直接敷于脐部，外贴10～15厘米自粘敷贴。观察72小时后去除敷贴，清洁脐部。

承气膏

【适应证】适用于单纯性便秘。

【药物组成】大黄10克，枳实12克，厚朴10克，芒硝10克，冰片6克。

【贴敷方制法】将以上药物研成细末，装瓶备用。

【选穴】神阙穴。

【用法】以麻油调成膏状，用7厘米×7厘米正方形敷贴贴敷于神阙穴，每日更换1次，7天为1个疗程。

专家提示

① 敷贴、针灸治疗功能性便秘效果明显，但对长期使用泻药的患者疗效较差。

② 平时应多吃蔬菜水果，补充足量的水液，养成定时排便的习惯。

第四节　胃痛

胃痛，又称胃脘痛，以胃脘部近心窝处疼痛为主要症状。是临床上常见的一个症状，多见急慢性胃炎，胃、十二指肠溃疡病，胃神经官能症，也见于胃黏膜脱垂、胃下垂、胰腺炎、胆囊炎及胆石症等病。

胃痛贴

【适应证】适用于虚寒型胃痛。胃痛绵绵，空腹尤甚，吃东西后得到缓解，喜热喜按，神倦乏力，手足不温，大便稀溏，食欲不振。

【药物组成】川椒15克，干姜、附片、檀香各10克，苍术20克。

【贴敷方制法】将以上药材一起研成细末，用生姜汁调成糊状备用。

【选穴】中脘穴、脾俞穴、胃俞穴（图4-4-1、图4-4-2）。

【用法】取药膏适量，敷于上述穴位，外边盖上纱布，并用胶布固定。每日换药1次。

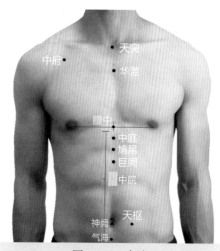

图4-4-1　中脘

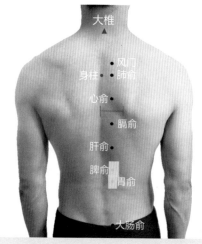

图4-4-2　脾俞、胃俞

药袋敷方

【适应证】适用于寒凝气滞型胃痛。胃脘疼痛突然发作，疼痛剧烈，得温后疼痛减轻，遇寒疼痛加重，怕冷，口不渴，喜热饮。

【药物组成】干姜30克，食盐100克。

【贴敷方制法】将以上药材混合，备用。

【选穴】阿是穴。

【用法】将上述药物一同炒热后装入布袋内，热敷胃痛处。注意热敷时不可过热，防止烫伤皮肤。每日1次。

止痛散

【适应证】适用于胃热壅盛型胃痛。胃脘灼热隐痛，心烦口渴，喜冷饮，咽干口燥，可兼见口臭，牙周肿痛，大便干结，小便黄。

【药物组成】山栀子15克，生姜4克，白酒适量。

【贴敷方制法】将以上药材捣烂与白酒调成糊状，备用。

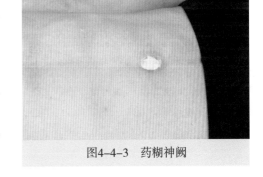

图4-4-3 药糊神阙

【选穴】神阙穴。

【用法】取上述药糊适量，涂于上述穴位（图4-4-3），每日1次。

食积胃痛膏

【适应证】适用于饮食积滞型胃痛。胃脘胀满，疼痛拒按，打嗝反酸，胃中嘈杂不适，呕吐或失气后痛减，大便不爽。

【药物组成】大黄30克，玄明粉30克，栀子30克，香附30克，郁金30克，滑石60克，甘草15克，黄芩15克。

【贴敷方制法】将以上药材研成细末，备用。

【选穴】阿是穴。

【用法】取上述细末，生姜榨汁，二者调成糊状（图4-4-4），取适量涂于胃部，每日1次。

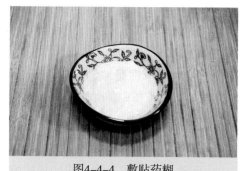

图4-4-4　敷贴药糊

专家提示

① 饮食有节，防止暴饮暴食，宜进食易消化的食物，忌生冷、粗硬、酸辣刺激性食物。

② 尽量避免烦恼、忧虑，保持乐观情绪。

③ 胃痛的时候，尽量把皮带松开，这样可以让腹部舒服一点，平常尽量穿舒适宽松的衣服，以避免腹部受压。

第五节　呕吐

呕吐是指食物或痰涎等由胃中上涌，从口而出的病证，既可单独为患，亦可见于多种疾病。可分为3个阶段，即恶心、干呕和呕吐，但有些呕吐可无恶心或干呕的先兆。呕吐是临床常见症状，恶心常为呕吐的前驱感觉，也可单独出现，表现为上腹部特殊不适感，常伴有头晕、流涎、脉缓、血压降低等迷走神经兴奋症状。有时呕吐可将咽入胃内的有害物质吐出，是机体的一种防御反射，有一定的保护作用，但大多数并非由此引起，频繁而剧烈的呕吐可引起脱水、电解质紊乱等并发症。

生姜半夏膏

【适应证】适用于寒邪犯胃型。表现为突然呕吐，可伴有发热恶寒，头晕头痛，身体疼痛，胸部、胃脘部胀满等症状。

【药物组成】生姜12克，半夏10克。

【贴敷方制法】将半夏研成细末，备用。

【选穴】中脘穴、神阙穴。

【用法】将半夏末与生姜一起捣成药泥（图4-5-1），取适量涂于中脘穴、神阙穴，用胶布固定。每日1次，5次为一疗程。

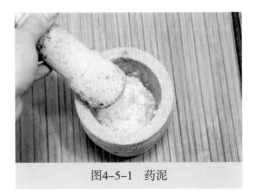

图4-5-1　药泥

明矾膏

【适应证】适用于饮食停滞型。表现为呕吐物酸臭，伴有腹胀、胸脘满闷，打嗝、厌食等症状，大便臭秽或便秘或大便稀。

【药物组成】明矾（研末）、陈醋、面粉各适量。

【贴敷方制法】将以上药材调成糊状，备用。

【选穴】涌泉穴。

【用法】取适量药膏，分敷于两足底涌泉穴上，在外面用纱布包扎固定（图4-5-2），2小时可除去药膏。

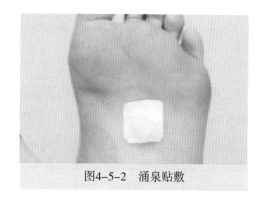

图4-5-2　涌泉贴敷

一粒珠

【适应证】适用于食物中毒引起的呕吐。患者因饮食不洁引起呕吐，进食之后出现，可呈喷射性剧烈呕吐，也可伴腹痛、腹泻等其他中毒症状。

【药物组成】雄黄、五倍子各30克，枯矾15克，葱头5个，肉桂3克，麝香0.3克。

【贴敷方制法】将以上药材一起研成细末，捣烂混匀，以酒调成药饼备用。

【选穴】神阙穴。

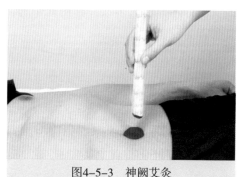

图4-5-3　神阙艾灸

【用法】取药饼贴在神阙穴，用艾条隔药悬灸（图4-5-3）。

专家提示

① 查明呕吐原因，对于剧烈呕吐的患者，先到医院进行检查。

② 大量呕吐容易引起脱水，因此要补充淡盐水以防脱水。

③ 患病期间注意饮食，宜吃易消化、软、烂的食物，少吃油腻、刺激性食物。

第六节　感冒

感冒是人体由于感染风、寒气等因素而引起的疾病，俗称"伤风"。以头痛、鼻塞、流涕、喷嚏、恶寒、发热、全身不适等为主要临床表现。一般病程为3~7天，四季均可发病，多发生在春夏或秋冬交替的季节，中老年人以及体质较弱的儿童多见。

胡椒丁香膏

【适应证】适用于风寒感冒。表现为身体发热、怕冷、不出汗、流清涕、鼻塞、咳嗽、痰量不多质清晰，可伴有咽部不适感、头痛、关节酸痛等症状。

【药物组成】胡椒15克，丁香9克，葱白适量。

【贴敷方制法】将胡椒、丁香研成细末，备用。

【选穴】大椎穴（图4-6-1）、劳宫穴（图4-6-2）。

【用法】将上述细末加入葱白捣烂混均匀成糊状，取适量涂于上述穴位，用胶布固定1小时。早晚各1次，2~3日为一疗程。

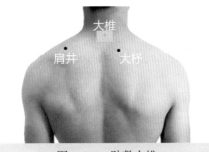

图4-6-1　贴敷大椎

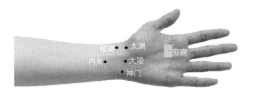

图4-6-2　劳宫

连翘薄荷膏

【适应证】适用于风热感冒。表现为身体发热、怕风、头痛、咳嗽、痰色黄，可伴有咽部肿痛，口渴，想喝水。

【药物组成】连翘15克，薄荷9克，淡豆豉30克。

【贴敷方制法】将上述药物研成细末，备用。

【选穴】风池穴（图4-6-3）、大椎穴、神阙穴（图4-6-4）。

【用法】取20克上述药末加入适量葱白，捣烂混匀成糊状，取适量涂于风池、大椎上，胶布固定。再取药末15克，填于神阙穴，将清水滴于药末之上，周围以纱布或面糊围住以防水从脐中溢出，胶布固定。每日1~2小时，每日1次，2~3次为一疗程。

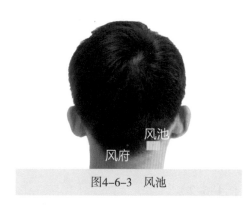

图4-6-3 风池

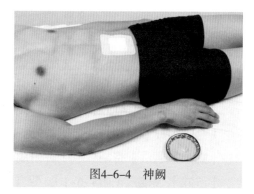

图4-6-4 神阙

荆防感冒膏

【适应证】适用于各种外感引起的感冒。头痛、鼻塞、流涕、喷嚏、恶寒、发热等为主要表现，可伴有咽部不适等症状。

【药物组成】荆芥12克，防风10克，薄荷9克，连翘12克，葱白、菊花各20克，柴胡6克。

【贴敷方制法】将以上药材（除葱白）一起研成细末，再加入葱白捣烂如泥，捏成药饼若干备用。

【选穴】涌泉穴（图4-6-5）、内劳宫穴、肺俞穴（图4-6-6）、大椎穴、合谷穴（图4-6-7）。

【用法】取药饼，分别贴敷于两侧足心涌泉穴、两手心劳宫穴、肺俞穴、大椎穴、合谷穴上，在外面用纱布盖上，并用胶布固定。每日换药1次。

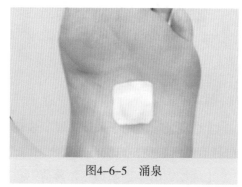

图4-6-5 涌泉

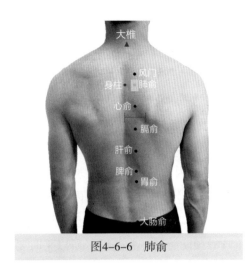

图4-6-6　肺俞

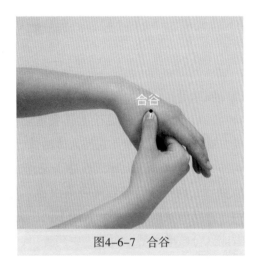

图4-6-7　合谷

流行感冒膏

【适应证】适用于流行性感冒。

【药物组成】紫苏叶15克，贯众15克，薄荷15克，葱白15克。

【贴敷方制法】将上述药物捣烂，备用。

【选穴】神阙穴。

【用法】将上述药物捣烂成糊状，填于神阙穴，周围用纱布或面糊围住以防药物从脐中溢出，胶布固定。每日换药1次，3次为一疗程。

专家
提示

① 感冒期间应多喝热水。

② 感冒患者脾胃功能常受影响，稀软清淡的食物易于消化吸收，可减轻脾胃负担。

③ 多吃富含维生素的水果与蔬菜，忌用油腻荤腥及甘甜食品。

④ 不宜食辣椒、狗肉、羊肉等辛热的食物，以免伤气灼津、助火生痰。

⑤ 避免与感冒患者接触，特别是手的接触。

第七节　咳嗽

咳嗽是指以发出咳声或咳吐痰液为主要表现的一种病证。是呼吸系统疾病最常见的症状之一，常见于上呼吸道感染，急、慢性支气管炎，支气管扩张，肺炎，肺结核等疾病中，它是人体清除呼吸道内的分泌物或异物的保护性呼吸反射动作，通过咳嗽产生呼气性冲击动作，能将呼吸道内的异物或分泌物排出体外。但剧烈长期咳嗽可导致呼吸道出血。中医学将咳嗽分为外感咳嗽和内伤咳嗽两种，外感咳嗽根据感受邪气的不同，又可分为外感风寒型和外感风热型。治疗咳嗽应区分咳嗽类型，西药、中药皆可，防止咳嗽预防感冒非常关键，所以平时要注意锻炼身体。

白芥子膏

【适应证】风寒咳嗽。咳嗽，痰稀白，可伴有怕冷、发热、鼻塞、流清涕、头痛、关节酸痛等症状。

【药物组成】白芥子20克。

【贴敷方制法】将白芥子炒黄研成细末，备用。

【选穴】膻中穴（图4-7-1），大椎穴（图4-7-2），肺俞穴（图4-7-3），涌泉穴（图4-7-4）。

【用法】将药末用温水调成糊状，取适量涂于上述穴位，用胶布固定，局部有烧灼感或刺痛时去掉。每日1次，7次为一疗程。

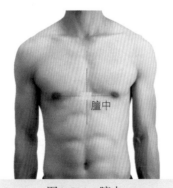

图4-7-1　膻中

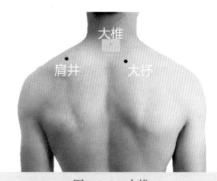

图4-7-2　大椎

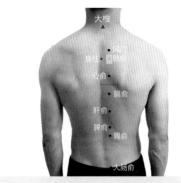

图4-7-3 肺俞

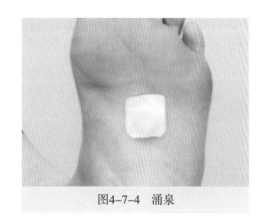

图4-7-4 涌泉

风热咳嗽膏

【适应证】适用于风热咳嗽。咳嗽，痰色黄，可伴有发热、稍怕冷、出汗、头痛、咽干、口渴等症状。

【药物组成】鱼腥草15克（图4-7-5），青黛10克，蛤壳10克，冰片0.3克，葱白适量。

【贴敷方制法】鱼腥草、青黛、蛤壳研成细末，冰片、葱白与上述药末共同捣烂成糊状。

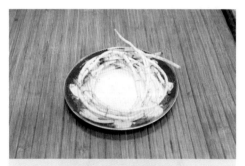

图4-7-5 鱼腥草

【选穴】神阙穴。

【用法】取上述药糊填于脐中，用胶布固定。每日1次，5次为一疗程。

大蒜方

【适应证】适用于成人咳嗽，小儿百日咳。

【药物组成】大蒜适量。

【贴敷方制法】将大蒜去皮后捣成泥状，备用。

【选穴】涌泉穴（图4-7-6）。

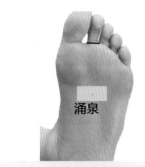

涌泉

图4-7-6 涌泉

【用法】取蒜泥适量敷于上述穴位处，以伤湿止痛膏固定。每晚贴敷，次日清晨揭去，连贴3~5日。

止咳方

【适应证】适用于多种咳嗽。

【药物组成】蓖麻子6克，闹羊花6克，白芥子3克，细辛3克，甘遂6克，明矾6克，冰片0.3克。

【贴敷方制法】将以上药材一起研成细末，备用。

【选穴】肺俞穴（图4-7-7），天突穴（图4-7-8）。

【用法】用醋调成糊状贴于上述穴位，用纱布覆盖，胶布加以固定。

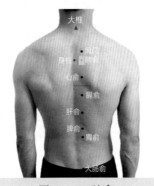

图4-7-7　肺俞

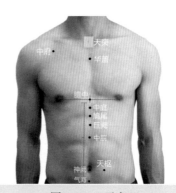

图4-7-8　天突

专家提示

① 加强锻炼，多进行户外活动，提高机体抗病能力。

② 气候转变时及时增减衣服，防止过冷或过热。

③ 经常开窗，流通新鲜空气，家人有感冒时，室内可用醋熏蒸消毒，防止病毒传染。

④ 饮食适宜，保证睡眠，居室环境要安静，空气要清新。

⑤ 平时适当食用梨和萝卜，对咳嗽有一定的预防效果。

第八节　高热

高热是指体温超过39℃的急性症状，以体温骤升（39℃以上）、身体灼热、烦渴等为主要临床特征。发热是机体的一种防御反应。发热可增强机体抵御疾病侵袭的能力，促进机体恢复。因此，若发热不是太高，一般情况尚好，不应盲目或急于降温治疗。但是发热过久或高热持续不退，对机体有一定危害性。长时间高热可导致呼吸、循环衰竭，或引起脑损伤。因此，高热时尽快查明原因并且及时快速退热很重要。引起高热的原因有很多，本节主要以治疗感冒引起的高热为主。

大蒜四石散

【药物组成】大蒜30克，芒硝60克，生石膏10克，寒水石15克，滑石10克。

【贴敷方制法】将以上药材捣烂成糊，备用。

【选穴】神阙穴。

【用法】将上述药糊以鸡蛋清调成糊，敷在上述穴位，4小时后去掉。

芭蕉根膏

【药物组成】芭蕉根500克，食盐30克。

【贴敷方制法】将以上药材捣烂，备用。

【选穴】鸠尾穴，中庭穴，巨阙穴（图4-8-1）。

【用法】将药膏贴敷于上述穴位，干后可多次更换，直到体温降至正常为止。

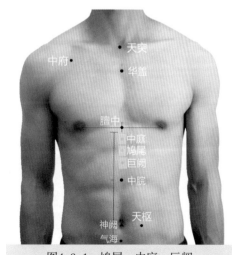

图4-8-1　鸠尾、中庭、巨阙

降温膏

【药物组成】大黄、山栀、僵蚕各10克，牛膝5克，细辛2.5克。

【贴敷方制法】将以上药物研成细末，每次取5～8克，用米醋调成糊状。

【选穴】涌泉穴（图4-8-2）。

【用法】将药膏贴敷于两足涌泉穴上，以纱布、胶布固定。6小时取下，若还有发热可连续贴敷。

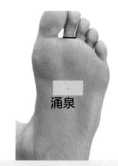

涌泉

图4-8-2 涌泉

专家提示

① 多喝水补充水分，尤其是包含矿物质的水，以免身体内多种微量元素的缺失。

② 生病期间多食清淡易消化的流质饮食。

③ 饮食注意多食新鲜蔬菜和水果，补充充足维生素，多食富含优质蛋白质的食物，增强身体抵抗力。

第九节 中暑

中暑是夏季或高温环境下发生的一种急性病，是人体在高温影响下而发生的体温调节障碍，水电解质及酸碱平衡紊乱，心血管与中枢神经系统功能失调的一组疾病。中暑的典型症状:耐热力降低、疲乏、皮肤干燥、高热、热衰竭、冷汗；中暑按轻重分为：①先兆中暑：在高温或日晒下，出现头晕、耳鸣、胸闷、出汗、口渴、恶心等症状，这时只要改善环境，充分休息，症状很快会改善。②轻度中暑：体温高于38.5℃时，除先兆中暑症状外，可有呼吸及循环衰竭早期症状。经及时处理，也会很快好转。③重证中暑：除上述症状，体温可高达40℃，并有昏迷、痉挛及呼吸、循环衰竭，还可以出现热痉挛，导致低血钠、低血氯、低血钙及维生素缺乏。

清凉油法

【适应证】适用于中暑，头晕。

【药物组成】清凉油1盒。

【选穴】神阙穴、太阳穴
（图4-9-1）。

【用法】将清凉油半盒填入神阙穴中，用手轻轻按之。另用清凉油涂双侧太阳穴，并轻按穴位。

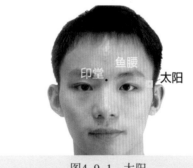

图4-9-1 太阳

附姜膏

【适应证】中暑，汗多虚脱，四肢不温。

【药物组成】附子、干姜各20克。

【贴敷方制法】将以上药材一起研成细末，用温开水调成糊状备用。

【选穴】涌泉穴。

【用法】取药糊外敷于双足心涌泉穴，以纱布、胶布固定，30～60分钟。

茱龙膏

【适应证】适用于中暑，头痛头晕，恶热心烦，面红气粗，口燥渴饮，汗多等。

【药物组成】吴茱萸、广地龙各适量。

【贴敷方制法】将以上药材一起研成细末，加入适量面粉混匀，用米醋调为糊状备用。

【选穴】涌泉穴。

【用法】取药糊适量，敷于两足心涌泉穴，以纱布、胶布固定。每日换药1次，7天为1个疗程。

暑厥膏

【适应证】适用于中暑晕厥。

【药物组成】硫黄15克，硝石15克，明矾8克，滑石8克。

【贴敷方制法】将以上药材一起研成细末，过筛，以白面50克加水掺药末调如糊状。

【选穴】神阙穴、天枢穴、气海穴、关元穴（图4-9-2、图4-9-3）。

【用法】将上述药糊分别涂布于上述穴位，干后另换，每日不间断，至痊愈为止。

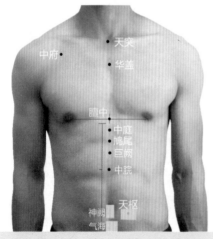

图4-9-2 神阙、天枢、气海

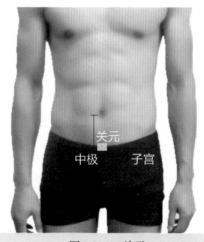

图4-9-3 关元

专家
提示

① 在高温闷热的天气中要注意预防"热射病"，尤其是高温下户外长时间工作的人群，可采用一些简易方法轻松避暑。

② 在室内保持自然通风，外出带上淡绿茶水或淡盐水随时饮用。盐水调制法：1公升水，放入盐1/2茶匙水调和，每15分钟喝半杯，一天喝3～4次。

③ 外出坐车时，冰袋冷敷降温，出门擦擦脸和胳膊，会感到凉快。

④ 回家多用温水洗澡，如果感觉身体发热发烫，可用一些藿香正气水、风油精等药品擦拭，蒸发吸热。

第十节 头痛

头痛是以头的局部或者整个头部经常发生疼痛为主要表现的一种病证，可见于临床各科急慢性疾病之中。头痛常与外感风邪以及情志、饮食、体虚久病等因素有关。可分为外感头痛和内伤头痛。严重的头痛可以影响人的正常生活、工作和学习。贴敷治疗头痛疗效明显，但对于多次治疗无效或逐渐加重的患者，要及时就医查明原因，尤其是要排除颅内占位性病变。

芎芷膏

【适应证】适用于外感风寒头痛。起病较急，头痛，牵连颈项及后背疼痛，常伴恶寒发热、身痛、无汗、鼻塞流清涕，或恶寒发热均无，仅为头痛，遇风加重。

【药物组成】川芎15克，白芷15克，葱白适量。

【贴敷方制法】将上述药物研成细末，与将葱白捣烂成糊。

【选穴】太阳穴（图4-10-1）。

【用法】取适量上述药糊涂于双侧太阳穴上，用纱布覆盖，用胶布固定。每日1次。

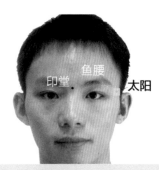

图4-10-1 太阳

贴头止痛膏

【适应证】适用于外感风热头痛。起病较急，头痛而胀，兼发热、面红目赤、鼻涕黄浊、痰稠或黄、口渴咽干、咽喉肿痛，或有牙痛等表现。

【药物组成】蚕沙15克，生石膏30克，食醋适量。

【贴敷方制法】将以上药材一起研成细末，用食醋调成糊状。

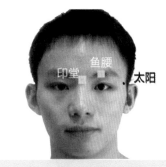

图4-10-2　印堂、鱼腰

【选穴】印堂穴，鱼腰穴（图4-10-2）。

【用法】取适量上述药糊，涂于上述穴位，尽量涂满前额处，用纱布包扎固定，4~6小时后取下。

苏子决明膏

【适应证】适用于肝阳头痛。头胀痛而晕，痛处多在两侧或头顶，有搏动感，遇怒加重。平时可有性急心烦，失眠多梦；或头重脚轻，面部烘热，耳鸣，口苦等表现。

【药物组成】苏子15克，草决明15克，草乌5克。

【贴敷方制法】将上述药物研成细末，用清水调成糊状。

【选穴】太阳穴。

【用法】取适量上述药糊，涂于上述穴位，用纱布覆盖，胶布固定。每日1次。

头痛贴

【适应证】适用于各型头痛。

【药物组成】羌活45克，独活45克，赤芍30克，白芷20克，石菖蒲20克，连须葱白5根。

【贴敷方制法】将上述药物研成细末，葱白加水煎。

【选穴】太阳穴，风池穴
（图4-10-3）。

【用法】取适量上述药糊，涂于上述穴位，用纱布覆盖，胶布固定。每日1次。

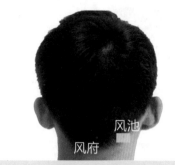

图4-10-3　风池

专家
提示

① 头痛患者在治疗期间，应禁烟酒，适当进行体育锻炼，避免过度劳累，避免精神刺激。

② 注意调整作息，按时休息。

第十一节　失眠

　　失眠是以不易入睡或睡而易醒为主要表现的一种常见病证，通常指患者对睡眠时间或睡眠质量不满足，并影响白天社会功能的一种主观体验，包括入睡困难、时常觉醒及(或)晨醒过早，既可单独出现，也可与头痛、眩晕、心悸、健忘等症同时出现。可引起人的疲劳感，不安、全身不适、无精打采，反应迟缓、头痛，记忆力不集中等症状，它的最大影响是精神方面的，严重者会导致精神分裂。

菊花荆芥绿豆膏

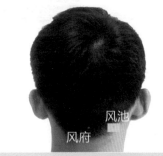

图4-11-1　风池

　　【适应证】适用于肝郁化火型。失眠，心烦，急躁易怒，口苦，或伴有口易渴，面红，小便黄赤，大便秘结等症状。

　　【药物组成】菊花100克，荆芥100克，绿豆150克，磁石30克。

　　【贴敷方制法】将以上药材一起研成细末，用清水调成糊状备用。

　　【选穴】风池穴（图4-11-1），太阳穴（图4-11-2），百会穴（图4-11-3）。

　　【用法】取适量上述药糊，涂于上述穴位，用纱布覆盖，胶布固定。每日1次。

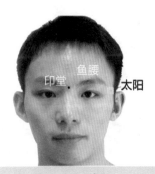

图4-11-2　太阳

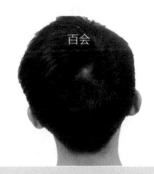

图4-11-3　百会

安神膏

【适应证】适用于心脾两虚型。失眠，多梦易醒，伴有心悸健忘、头晕、肢体疲倦、容易困乏、口唇眼睑及指甲色淡等症状。

【药物组成】酸枣仁30克，丹参30克，夜交藤30克，蜂蜜适量。

【贴敷方制法】将以上药材一起研成细末，用蜂蜜拌成软膏状备用。

【选穴】神阙穴（图4-11-4），神门穴（图4-11-5）。

【用法】取适量药膏，填涂于上述穴位，用纱布覆盖、胶布固定。每日1次。

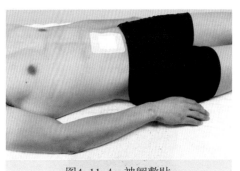

图4-11-4　神阙敷贴

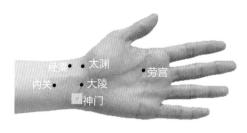

图4-11-5　神门

珍珠安神膏

【适应证】适用于心胆气虚型。失眠，多梦易醒，伴有心悸，遇事易受到惊吓、心情平复较慢等症状。

【药物组成】珍珠粉10克，丹参15克，硫黄5克。

【贴敷方制法】将以上药材一起研成细末，用清水调成糊状备用。

【选穴】膻中穴，气海穴，内关穴（图4-11-6、图4-11-7）。

【用法】取适量上述药糊，涂于上述穴位，用纱布覆盖，胶布固定。每日1次。

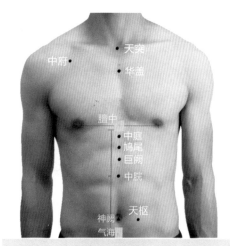

图4-11-6　膻中、气海

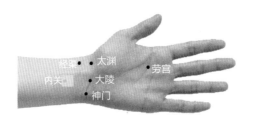

图4-11-7 内关

茱萸膏

【适应证】适用于心肾不交型。失眠，手脚心热，晚上易出汗，或伴有腰酸，头晕耳鸣，口干咽燥等症状。

【药物组成】吴茱萸9克，米醋适量。

【贴敷方制法】将吴茱萸研成细末，用米醋调制成糊状。

【选穴】涌泉穴（图4-11-8）。

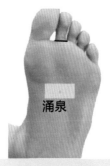

图4-11-8 涌泉

【用法】取适量上述药糊，涂于两足心穴位处，用纱布覆盖，胶布固定。每日于睡前贴敷4~6小时。

专家提示

① 规律作息时间，按时睡觉、起床。

② 晚饭后不要喝咖啡、茶以及含酒精的饮料，不要吸烟。

③ 创造良好的睡眠环境，卧室里避免强光、噪音，温度适宜，不放闹钟。

④ 入睡前不阅读带刺激性的书报杂志，也不要在睡觉前想今天的烦恼与明天的工作。

⑤ 失眠者避免在白天小睡。

⑥ 不要勉强睡觉，可听音乐助眠。

第十二节 哮喘

哮喘是一种突然发作，并以呼吸喘促，喉间哮鸣有声为临床特点的疾病。临床多以突然发作，胸闷气促，张口抬肩，鼻翼煽动，呼吸困难，喉中哮鸣为特征。支气管哮喘临床上表现为反复阵发性支气管痉挛而致的气急、咳嗽和肺部伴有哮鸣音，是一种常见肺部过敏性疾病。是由外源性或内在的过敏原或非过敏原等因素，致使支气管发生可逆性阻塞为特点的疾病。本病一年四季均可发病，尤以寒冷季节和气候急剧变化时发病较多。男女老幼皆可患病。

寒哮膏

【适应证】适用于寒性哮喘。属于发作期，表现为呼吸急促，喉中有哮鸣声，胸闷，偶有咳嗽，痰少咳吐不爽，口不渴，天冷或受寒时容易发作等症状。

【药物组成】细辛5克，生半夏5克，甘遂5克，元胡5克，肉桂5克，白芥子10克，生姜适量。

【贴敷方制法】上述药物研为细末，生姜榨汁，以姜汁将药末调成糊状。

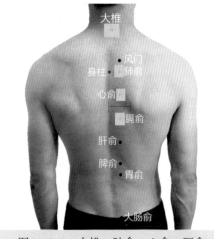

图4-12-1 大椎、肺俞、心俞、膈俞

【选穴】大椎穴、心俞穴、肺俞穴、膈俞穴（图4-12-1）。

【用法】取适量上述药末涂于上述穴位处，用纱布覆盖，胶布固定，每次贴1~2小时。每年盛夏初伏、中伏、末伏各贴1次，可连续贴3年。

热哮膏

【适应证】适用于热性哮喘。属发作期，表现为气粗息涌，喉中痰鸣声粗如吼，胸胁胀满，咳呛阵发，咳痰色黄或白，痰质黏稠，胸闷，出汗，面部发红发热，口苦，口渴等症状。

【药物组成】桑白皮10克，杏仁10克，生石膏30克，黄芩10克。

【贴敷方制法】将上述药物研成细末，加入清水调成稠糊状，制成直径3厘米的药饼。

【选穴】华盖穴、膻中穴、膈俞穴、肺俞穴（图4-12-2、图4-12-3）。

【用法】将药饼敷在上述穴位，以纱布、胶布固定，每次贴4~5小时，每日换药1次，连续10日为一疗程。

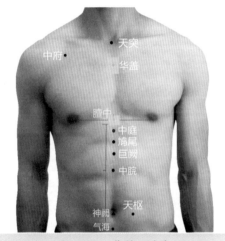

图4-12-2 华盖、膻中

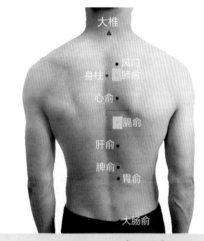

图4-12-3 膈俞、肺俞

哮喘膏

【适应证】适用于各型哮喘。

【药物组成】干姜15克，陈皮15克，灯心草15克，葱白适量。

【贴敷方制法】将前三味药研成细末，与葱白共同捣成糊状。

【选穴】大椎穴、大杼穴、肺俞穴（图4-12-4）。

【用法】取适量上述药糊涂于上述穴位处，用纱布覆盖，胶布固定。每日早晚各1次，10次为一疗程。

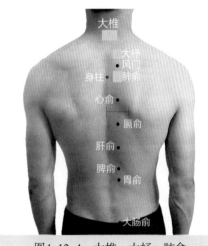

图4-12-4 大椎、大杼、肺俞

预防哮喘方

【适应证】适用于哮喘的预防。

【药物组成】白芥子5克，白芷5克，甘遂5克，半夏5克，生姜适量。

【贴敷方制法】将前四味药研成细末，生姜榨汁，用姜汁将药末调成糊状。

【选穴】心俞穴、肺俞穴、膈俞穴。

【用法】取适量上述药糊涂于穴位处，用纱布覆盖，胶布固定，每次贴1~2小时。每隔10日贴敷1次，5次为一疗程。

专家提示

冬病夏治

冬病夏治是传统中医按照自然界变化对人体的影响，推算出气血运行在每个节气的变化，并依此制定出的传统的治疗方法。根据"春夏养阳"的原则，由于夏季阳气旺盛，人体阳气也达到四季高峰，尤其是三伏天，肌肤腠理开泄，选取穴位贴敷，药物最容易由皮肤渗入穴位经络，通过经络气血直达病处，所以在夏季治疗冬病，往往可以达到最好的效果。如果在缓解期服药治疗，能够鼓舞正气，增强抗病能力，从而达到防病、治病的目的。

冬病夏治效果最为理想的是呼吸系统疾病，其适应证主要有慢性支气管炎、支气管哮喘、肺气肿、慢性阻塞性肺疾病、过敏性鼻炎、变异性咳嗽等中医辨证属阳虚为主，或寒热错杂以寒为主的患者；也适用于怕冷、怕风、平素易感冒或冬季反复感冒的虚寒体质的患者。

如果你也属于这类疾病的患者可以去试试哦。

第十三节　高血压

　　高血压是高血压病的俗称。高血压病是指以体循环动脉压升高为主要表现的慢性病，多有原发性与继发性两种，以前者较多见。原发性高血压是一种常见的疾病，以安静状态下持续动脉血压增高（140/90mmHg以上）为主要表现。症状主要表现为头晕、头痛、心悸、耳鸣、失眠等。休息5分钟以上，2次以上非同日测得的血压≥140/90mmHg，可以诊断为高血压。

肉桂茱萸散

　　【药物组成】肉桂30克，吴茱萸30克，珍珠粉15克，食醋适量。

　　【贴敷方制法】将肉桂、吴茱萸研成细末，与珍珠粉一同混匀，加入食醋搅拌成糊状。

　　【选穴】神阙穴（图4-13-1）、涌泉穴（图4-13-2）。

　　【用法】取适量药糊涂于肚脐和双侧涌泉，用纱布覆盖，胶布固定。每日1次。

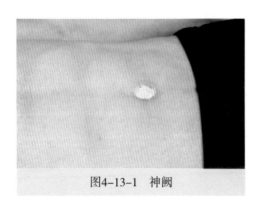

图4-13-1　神阙

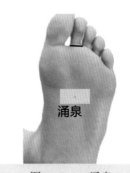

图4-13-2　涌泉

降压饼

　　【药物组成】黄芩30克，天麻30克，夜交藤15克，杭白菊15克，生地15克，牡丹皮10克，莲子心6克，薄荷10克。

【贴敷方制法】将上述药物放入砂锅内加水浸泡，按中药煎制方法煎煮，去掉药渣后取药液，将药液与面粉调和成糊状，制成药饼。

【选穴】肝俞穴、肾俞穴（图4-13-3）。

【用法】将药饼分别贴于上述穴位，用纱布覆盖，胶布固定。每日1次。

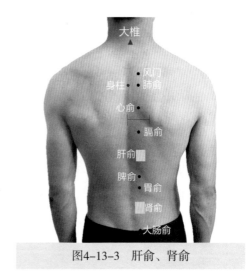

图4-13-3　肝俞、肾俞

鸡蛋降压散

【药物组成】杏仁10克，桃仁10克，红花10克，胡椒3克，栀子3克，鸡蛋1枚。

【贴敷方制法】将上述药物研成细末，用鸡蛋清调成糊状。

【选穴】涌泉穴。

【用法】取适量上述药糊涂于双侧涌泉穴，用纱布覆盖，胶布固定。每日夜晚睡前贴敷，次日清晨取下，10次为一疗程。

降压枕

【药物组成】野菊花50克，淡竹叶50克，生石膏50克，桑叶50克，白芍50克，川芎50克，磁石50克，蔓荆子50克，青木香50克，蚕沙50克，薄荷50克。

【贴敷方制法】将上述药物打碎，混合均匀装入布袋内制成枕芯（图4-13-4）。

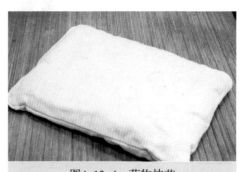

图4-13-4　药物枕芯

【用法】每晚枕于颈枕处，3个月为一疗程。

专家提示

① 高血压需坚持长期规范治疗和保健护理，不可随意添加或停用药物。

② 合理调节患者的饮食，多以清淡为主，坚持少盐、忌烟酒的原则。

③ 保持患者大便通畅，必要时服用缓泻剂。

④ 定期带患者回医院检查，如果血压持续升高或出现头晕、头痛、恶心等症状时，要立刻就医。

⑤ 保持情绪稳定，血压的调节与情绪波动关系密切，大喜、大悲、大怒都可引起血压大幅度波动，因此高血压病人应保持情绪的相对稳定。

⑥ 经常测血压。家庭最好自备血压计，每天最好早晚各量1次血压，以便根据血压适当调整药物剂量，保持血压相对稳定。

第十四节　冠心病

冠心病是冠状动脉粥样硬化性心脏病的简称。是指冠状动脉因发生粥样硬化而产生了管腔狭窄或闭塞，导致心肌缺血缺氧而引起的心脏病。在临床上主要表现为心绞痛、心律不齐、心肌梗死及心力衰竭等，是中老年人最常见的一种心血管疾病。患者多有心前区疼痛，在激烈运动或劳累后可引起胸痛发作，但休息或舌下含服硝酸甘油后疼痛可缓解。

活血止痛贴

【适应证】心绞痛、心律不齐、心肌梗死及心力衰竭等，多有心前区疼痛，在激烈运动或劳累后可引起胸痛发作，但休息或舌下含服硝酸甘油后疼痛可缓解。

【药物组成】川芎3克，冰片1克，硝酸甘油1片，黄酒适量，伤湿止痛膏数片。

【贴敷方制法】将前3味药一起研成细末，调匀装瓶备用。

【选穴】膻中穴（图4-14-1）、内关穴（图4-14-2）。

【用法】每次贴敷前用黄酒将少许药末调制成黄豆大小的药丸1粒，放在伤湿止痛膏中心，分别贴敷于上述穴位，12～24小时后揭去，连续治疗5次为1个疗程。

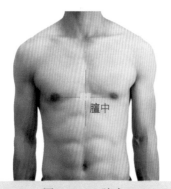

图4-14-1　膻中

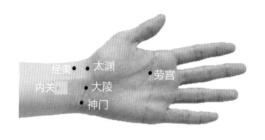

图4-14-2　内关

菖蒲郁金散

【适应证】适用于心绞痛、心律不齐、心肌梗死及心力衰竭等。

【药物组成】郁金150克，石菖蒲、生山楂、川芎、赤芍、党参、麦冬各100克。

【贴敷方制法】先将后6味药放入锅中，加水4000毫升，煎煮30分钟，滤去药渣取药汁，再将郁金研成细末，加入药汁中和匀，小火烘干至膏状。

【选穴】神阙穴（图4-14-3）。

【用法】取药膏1~2克，贴敷于患者神阙穴处，外用纱布、胶布固定。每日换药1次，14天为1个疗程。

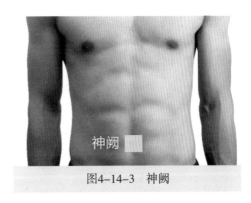

图4-14-3　神阙

三七琥珀散

【适应证】适用于冠心病心房纤颤，多在激动、运动时诱发，出现心悸、胸闷、气短、烦躁、乏力等。

【药物组成】三七30克，琥珀20克，肉桂15克，冰片10克。

【贴敷方制法】将以上药材一起研成细末，过120目筛。

【选穴】涌泉穴（图4-14-4）、足三里（图4-14-5）、心俞穴（图4-14-6）。

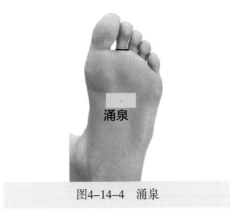

图4-14-4　涌泉

【用法】取药末5克，用适量的菜油调和成糊状，分别外敷于上述穴位，外以纱布、胶布固定。每日换药1次。

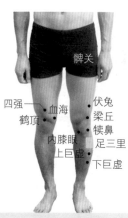

图4-14-5　足三里

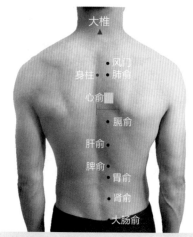

图4-14-6　心俞

专家提示

① 精神状态很重要，经常要有开心的心情及平和的心态，不能生气、发怒。

② 适当地运动是可以的，运动时应量力而行，但是不要超负荷运动或是激烈地运动。

③ 平时要多喝水，特别是在秋季干燥的季节，养成定时喝水的习惯。

④ 严寒季节，冠心病患者不要忽视手部、头部、面部的保暖。

⑤ 每日的饭量，要适中，不要过饱，宜少食多餐，尤其晚餐只能吃到七八分饱，同时忌烟酒。

⑥ 保持良好生活习惯，还要注意药物治疗。要定时去医院检查，最好能固定一家医院检查，监测病情和对症处理，要按照医嘱坚持系统服药。

第十五节　中风

　　中风是以突然昏仆，不省人事，口眼歪斜，失音不语，半身不遂为主症的疾病，是一种常见的急性疾病。因发病急骤，症见多端，病情变化迅速，与风之善行数变特点相似，故名中风、卒中。本病常留有后遗症，发病年龄也趋向年轻化，因此，是威胁人类生命和生活质量的重大疾患。

阴闭膏

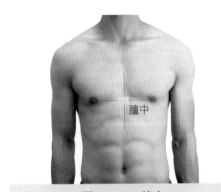

图4-15-1　膻中

【适应证】适用于中风阴闭。表现为神志恍惚，迷蒙嗜睡，甚至昏迷，兼见牙关紧闭、肢体强直痉挛，面色苍白，唇色暗，四肢不温。

【药物组成】麻黄60克，杏仁30克，甘草15克，肉桂15克，白酒适量。

【贴敷方制法】将以上药材一起研成细末，用酒调成糊状。

【选穴】膻中穴（图4-15-1）、心俞穴（图4-15-2）、神阙穴（图4-15-3）。

【用法】取适量上述药糊涂于上述穴位，用纱布覆盖、胶布固定。每日1~2次。

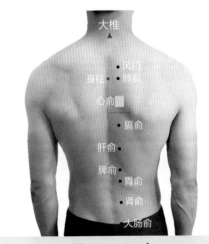

图4-15-2　心俞

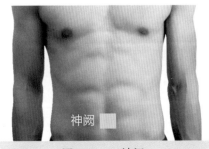

图4-15-3　神阙

阳闭膏

【适应证】适用于中风阳闭。表现为神志恍惚，迷蒙嗜睡，甚至昏迷，兼见牙关紧闭、肢体强直痉挛，脸红气粗，喉咙中有痰鸣声，大小便不通。

【药物组成】鲜石菖蒲15克，鲜艾叶15克，生姜30克，葱白30克，食醋适量。

【贴敷方制法】将上述药物捣烂如泥，加入食醋炒热，装入布袋内。

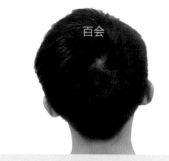

图4-15-4　百会

【选穴】百会穴（图4-15-4）、大椎穴（图4-15-5）、膻中穴（图4-15-6）、涌泉穴（图4-15-7）、背腧穴（图4-15-8）。

【用法】将上述布袋热敷于上述穴位处。注意热敷时不可过热，防止烫伤皮肤。每日1次。

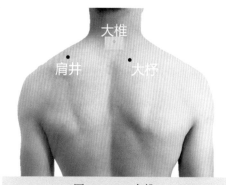

图4-15-5　大椎

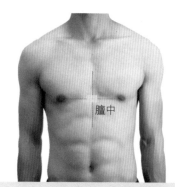

图4-15-6　膻中

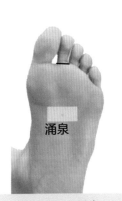

图4-15-7　涌泉

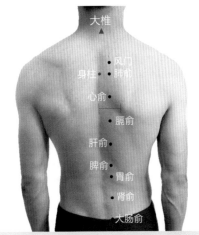

图4-15-8　背腧穴

通络散

【适应证】适用于中风瘫痪、半身不遂。

【药物组成】马钱子30克，蔓荆子30克，穿山甲30克，黄芪45克，红花10克，桃仁10克，冰片3克。

【贴敷方制法】将以上药材一起研成细末，用清水调成糊状。

【选穴】涌泉穴、委中穴、环跳穴、大杼穴（图4-15-9、图4-15-10）。

【用法】取适量上述药糊涂于上述穴位，用纱布覆盖，胶布固定。每日1次。

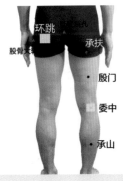

图4-15-9　委中、环跳

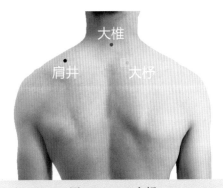

图4-15-10　大杼

贴脐散

【适应证】适用于中风半身不遂。

【药物组成】黄芪90克，羌活90克，威灵仙90克，乳香45克，没药45克，肉桂10克，食醋适量。

【贴敷方制法】将上述药物研成细末，用食醋调成糊状。

【选穴】神阙穴。

【用法】取适量上述药糊填入肚脐，用纱布覆盖、胶布固定。用热水袋或炒热的盐粒袋热敷，注意热敷时不可过热，防止烫伤皮肤。每日1次。

专家提示

① 贴敷治疗中风的效果可观，尤其对于神经功能的恢复，如肢体运动、语言、吞咽功能等有促进作用，贴敷越早效果越好，但治疗期间还应配合功能锻炼。

② 本病重在预防，40岁以上的中年，如果经常出现头晕头痛，肢体麻木，偶有发作性语言不利、肢体软弱无力等情况，多为中风的先兆，平时应注意防护。

第十六节　痹证

痹，即痹阻不通。痹证是指人体机表、经络因感受风、寒、湿、热等引起的以肢体关节及肌肉酸痛、麻木、重着、屈伸不利，甚或关节肿大灼热等为主症的一类病证。临床上有渐进性或反复发作性的特点。主要病机是气血痹阻不通，筋脉关节失于濡养所致。古代痹证的概念比较广泛，包括内脏痹和肢体痹，本节主要讨论肢体的痹证，包括西医学的风湿热（风湿性关节炎）、类风湿性关节炎、骨性关节炎、痛风等。

热敷方

【适应证】治疗寒湿之邪所致的风湿、类风湿关节、坐骨神经痛、腰肌劳损等顽固性疼痛患者。

【药物组成】附子、海螵蛸各20克，川椒、红花各15克，血竭5克，川牛膝、羌活、独活、桃仁、海桐皮、防风、当归、赤芍、杜仲、川断、乳香、没药、川芎、肉桂、透骨草各25克，细盐面10克，黄酒800毫升。

【贴敷方制法】将以上药材一起研成粗末，其中桃仁捣成碎泥，将药、细盐面、黄酒在盆中混合均匀，装入纱布袋中，缝好袋口备用。

【选穴】患处。

【用法】将布袋放入锅内蒸，待开锅后再蒸半小时，将药袋取出，垫上干毛巾热敷于患处，以敷出红斑为度，避免烫伤。一次可敷热袋半小时，每日1～2次。一个药袋可连续用7次。

小偏方

【适应证】适用于寒湿痹，患处有冷痛、沉重感者。

【药物组成】蓖麻油30毫升，生乌头30克，乳香5克。

【贴敷方制法】将以上药材一起研成细末，用猪油调和成膏备用。

【选穴】患处。

【用法】将药膏烘烤至热涂在患处，以纱布、胶布固定，并按摩患处。

痛痹散

【适应证】适用于风寒湿痹。

【药物组成】川乌、草乌、松节、生南星、生半夏各30克。

【贴敷方制法】将以上药材一起研成细末。

【选穴】患处。

【用法】用酒浸药末，并用手蘸酒，擦涂患处。

专家提示

① 有发热及关节肿痛时，应卧床休息，给予舒适体位，限制受累关节活动，避免受压及寒冷刺激，保持肢体温暖，维持良好血压循环。

② 晨僵的护理：病人起床时进行温水浴或浸泡感觉僵硬的关节，活动关节，避免长时间不活动，按医嘱给予抗炎药物。

③ 给予足量的蛋白质、维生素饮食，以满足组织修复的需要。

第十七节　水肿

水肿是指机体组织间隙有过多的液体，引起眼睑、头面、四肢、腹背甚至全身浮肿的病证。可见于急、慢性肾炎，肾病综合征，充血性心力衰竭，内分泌失调，肝硬化及营养障碍等疾病。水肿初起多从眼睑开始，继则延及头面、四肢、腹背，甚者肿遍全身，也有先从下肢足胫开始，然后及于全身者。轻者仅眼睑或足胫浮肿；重者全身皆肿，肿处按之凹陷，其凹陷或快或慢皆可恢复。如肿势严重，可伴有胸腹水而见腹部膨胀，胸闷心悸，气喘不能平卧等症。

蝼蛄祛水膏

【药物组成】蝼蛄5个。

【贴敷方制法】将蝼蛄捣烂成烂泥状。

【选穴】神阙穴（图4-17-1）。

【用法】用纱布将上述药泥包裹后敷于肚脐。每2日换药1次。

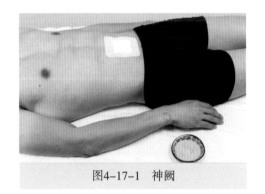

图4-17-1　神阙

简易方

【药物组成】酒糟1500克。

【贴敷方制法】将酒糟蒸热。

【选穴】涌泉穴（图4-17-2）。

【用法】将蒸热的酒糟，趁热包裹在脚上，外面用纱布包裹，直到出汗为止。每日2次。

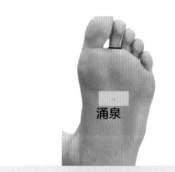

涌泉

图4-17-2　涌泉

牵牛子膏

【药物组成】牵牛子15克，煅皂角7.5克，木香、沉香9克，乳香9克，没药9克，琥珀3克，砂糖30克。

【贴敷方制法】将上述药材研成细末，与砂糖一同拌匀炒热后装入布袋内。

【选穴】气海穴（图4-17-3）。

【用法】用上述布袋热敷气海穴处。注意热敷时不可过热，防止烫伤皮肤。每日1次。

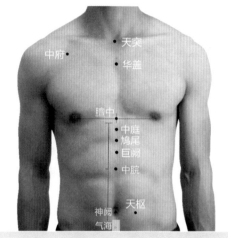

图4-17-3　气海

专家
提示

① 水肿的初期，应注意无盐饮食，在水肿情况逐渐消退以后，再进行低盐饮食，病情好转后，方可逐渐适当增加盐量。

② 治疗期间应避免进食辛辣、生冷、油腻的食物，同时要戒烟戒酒。

第十八节 小便不利

小便不利又称尿潴留，是以小便量少，点滴而出，甚则小便闭塞不通为主要表现的病证。排尿虽然困难，但无明显的尿急、尿痛。尿潴留可分为急性和慢性。急性尿潴留表现为急性发生的膀胱胀满而无法排尿，常伴随由于明显尿意而引起的疼痛和焦虑。慢性尿潴留表现为尿频、尿不尽感，下腹胀满不适，可出现充溢性尿失禁，超声检查提示膀胱残余尿增多。中医学认为气虚也能导致小便不利，气虚使得膀胱的气化水湿、传导不利，造成小便不利，此类的小便不利多见于老年人和产妇。

二白膏

【适应证】适用于急性尿潴留。急性发生的膀胱胀满而无法排尿，常伴随由于明显尿意而引起的疼痛和焦虑。

【药物组成】葱白500克，白矾12克。

【贴敷方制法】白矾碾成粉状，葱白捣烂，两者混合成糊状。

【选穴】气海穴（图4-18-1）、关元穴（图4-18-2）。

【用法】取适量上述药糊涂于上述穴位，用纱布覆盖，胶布固定。每日1次。

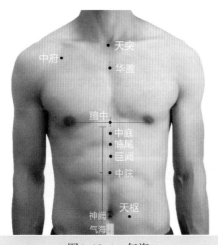

图4-18-1 气海

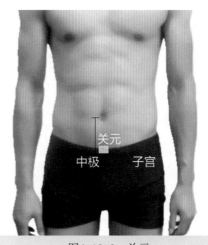

图4-18-2 关元

产后癃闭膏

【适应证】适用于产后小便不利。

【药物组成】磁石5克，商陆5克，麝香0.1克。

【贴敷方制法】将磁石、商陆研成细末后与麝香混合均匀。

【选穴】神阙穴（图4-18-3）、关元穴。

【用法】取适量上述药膏铺于上述穴位，用胶布固定。每日1次。

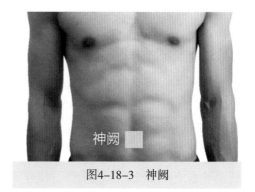

图4-18-3　神阙

二甘散

【适应证】适用于各型小便不利。

【药物组成】甘遂5克，甘草5克。

【贴敷方制法】将以上药材一起研成细末。

【选穴】神阙穴。

【用法】将药末敷于神阙穴，用纱布覆盖、胶布固定。每日1次。

> 专家提示
>
> ① 针对病人心态，给予解释和安慰，消除焦虑和紧张情绪。
>
> ② 利用条件反射，如听流水声，或用温水冲洗会阴，以诱导排尿。
>
> ③ 指导病人养成及时、定时排尿的习惯，教会病人自我放松的正确方法。

第十九节　淋证

淋证是指以小便频繁而量少，尿道灼热疼痛，排便不利，或小腹急痛为主要表现的病证。病久或反复发作后，常伴有低热、腰痛、小腹坠胀、疲劳等症。此病多因嗜酒过度，或多食肥甘食品，造成湿热，或情绪不好，郁怒伤肝所致，多见于已婚女性，每因疲劳、情志变化、感受外邪而诱发。中医学将本病分为热淋、石淋、气淋、血淋、膏淋、劳淋6种。

田螺石淋膏

【适应证】适用于石淋。可见排尿困难，费力，点滴状排尿及疼痛，结石完全堵塞尿道则发生急性尿潴留；或排尿突然中断，尿痛，排尿困难，血尿，伴尿路感染。

【药物组成】田螺7只，淡豆豉10粒，连须葱头3个，鲜车前草3颗，盐少许。

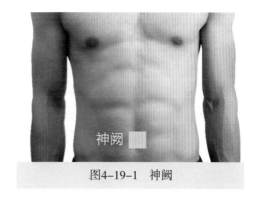

图4-19-1　神阙

【贴敷方制法】将上述药物一同捣烂成糊状。

【选穴】神阙穴（图4-19-1）。

【用法】取适量上述药糊涂于上述穴位，用纱布覆盖，胶布固定。每次1~2小时，每日1次。

地龙蜗牛膏

【适应证】适用于膏淋。小便浑浊如淘米水，或滑腻如油脂，尿液静置沉淀如絮状，或混有血液、血块；可伴见尿道热涩疼痛；或伴见久病，反复发作，小便涩痛反减轻等表现。

【药物组成】地龙1条，蜗牛1只。

【贴敷方制法】将上述药物一同捣烂成糊状。

【选穴】神阙穴。

【用法】取适量上述药糊涂于上述穴位，用纱布覆盖，胶布固定。每日1次，10次为一疗程。

莴苣血淋膏

【适应证】适用于血淋。表现为小便热涩刺痛，尿色深红，或夹有血块，小腹疼痛等。

【药物组成】鲜莴苣250克，黄柏100克。

【贴敷方制法】将上述药物一同捣烂成糊状。

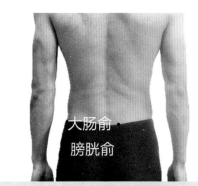

图4-19-2 大肠俞、膀胱俞

【选穴】神阙穴、大肠俞、膀胱俞（图4-19-2）。

【用法】取适量上述药糊涂于上述穴位，用纱布覆盖，胶布固定。每日1次。

> 专家提示
>
> ① 增强体质，防止情志内伤，消除各种外邪入侵和湿热内生的有关因素，如忍尿、过食肥甘、纵欲过劳、外阴不洁等，是预防淋证发病及病情反复的重要方面。
>
> ② 注意妊娠及产后卫生，对防止子淋、产后淋的发生有重要意义。
>
> ③ 积极治疗消渴等疾患，避免不必要的导尿及泌尿道器械操作，也可减少本病证的发生。

第一节　慢性鼻炎

慢性鼻炎是鼻黏膜及其下层组织的非特异性慢性炎症，是一种常见病。临床表现主要为鼻塞时轻时重，或双侧鼻孔交替堵塞，反复发作，经久不愈，嗅觉失灵等。鼻塞有时甚至是持续性，平卧位较严重，侧卧位时其下侧较重，说话时多带有闭塞性鼻音。如合并有鼻中隔畸形或其他病变者，鼻塞更为严重，患者常有无法持久集中注意力、记忆力减退、疲乏、头痛、失眠等神经衰弱的症状。

辛夷通窍膏

【药物组成】辛夷花、鹅不食草各10克，冰片0.5克，凡士林（或生姜汁）适量。

【贴敷方制法】将前3味药共同研磨成细末，用凡士林或生姜汁调制成膏，备用。

【选穴】鼻唇沟内。

【用法】每晚临睡前将药膏贴敷于鼻唇沟内，纱布覆盖，胶布固定。次日清晨揭去，每晚1次。

三伏通窍膏

【药物组成】苍耳子、白芷、白芥子、辛夷各60克，丁香6克，肉桂5克，生姜汁适量。

【贴敷方制法】将前6味药共同研磨成细末，分成3等份，夏季初伏、二伏、三伏时各取一份加姜汁调匀，做成药饼9个。

【选穴】双侧肺俞穴、双侧风门穴、大椎穴、身柱穴（图5-1-1）。

【用法】贴敷时每次在上述穴位中任取三穴，与未选穴位交替选取，贴敷24小时候揭去。每伏各贴1次，连续治疗3年为一疗程。

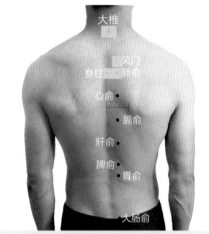

图5-1-1　大椎、风门、肺俞、身柱

专家提示

① 注意饮食卫生和环境卫生，避免粉尘长期刺激。

② 多运动，以增强体质和抗病能力。

③ 积极治疗急性鼻炎，不可用力抠鼻，以免引起鼻腔感染。

④ 嗜烟酒者应戒除。

第二节　鼻窦炎

鼻窦炎为临床常见病。临床表现主要为鼻塞、流涕、头痛、嗅觉减退等。鼻窦炎常继发于上呼吸道感染或急性鼻炎，这时原有症状加重，出现畏寒，发热，周身不适等。根据疼痛部位不同可判断病变鼻窦：前额部疼，晨起轻，午后重，并有面颊部胀痛或上列磨牙疼痛，多为上颌窦炎；晨起感前额部疼，渐渐加重，午后减轻，至晚间全部消失，多为额窦炎；头痛较轻，局限于内眦或鼻根部，也可能放射至头顶部，多为筛窦炎；眼球深处疼痛，可放射到头顶部，还出现早晨轻，午后重的枕部头痛，多为蝶窦炎。

黄芩辛夷膏

【药物组成】辛夷花、黄芩、苍耳子各10克，凡士林（或生姜汁）适量。

【贴敷方制法】将前3味药择净，共同研磨成末，用凡士林或生姜汁调制成膏。

【选穴】印堂穴（图5-2-1）。

【用法】取适量上述药膏，每晚睡前敷于印堂穴，次日清晨揭去，连续使用2个月。

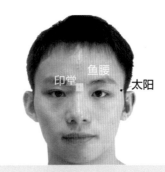

图5-2-1　印堂

山栀消炎膏

【药物组成】炒山栀30克，冰片10克，凡士林（或生姜汁）适量。

【贴敷方制法】将前2味药共同研磨成细末，加入凡士林或生姜汁调制成膏。

【选穴】印堂穴。

【用法】取适量药膏，每晚睡前敷于印堂穴，次日清晨揭去。连续使用2个月。

专家提示

① 注意经常锻炼身体，增强体质。

② 每日早晨可用冷水洗脸冲洗鼻腔，以增强鼻腔黏膜的适应能力及抗病能力。

③ 防止急性鼻炎的发作，注意气候变化，及时增减衣服。

④ 采用正确的擤鼻方法，不宜强行不正确地擤鼻，以免把脓性鼻涕逼入副窦内引起急慢性副鼻窦炎。

第三节　中耳炎

中耳发炎就是中耳炎，临床上以耳痛、耳鸣、听力减退为主要症状，是一种常见病。中耳炎常发生于8岁以下儿童，其他年龄段的人群也有发生，它经常是普通感冒或咽喉感染等上呼吸道感染所引发的并发症。通常中耳炎又分为急性中耳炎与慢性中耳炎，急性中耳炎如果及时就医的话，可以痊愈并不再复发，但慢性中耳炎无法根治。

田螺冰片膏

【药物组成】田螺15克，冰片3克。

【贴敷方制法】先将新鲜田螺置于清水中吐泥，再掀开田螺盖，放入冰片即流出黏液。

【选穴】耳内。

【用法】用棉签将耳内分泌物擦拭干净后，将药液滴入耳中，再用手指轻轻按压耳屏2～3次，每日可进行3～4次。

鸡子冰片滴耳油

【药物组成】新鲜鸡蛋2个，冰片1.2克。

【贴敷方制法】将鸡蛋煮熟后取出蛋黄，放入铜勺（或铁勺）内，在火上将蛋黄煎沸成油（焦黑色），捞出候冷，在油内加入冰片细末调匀，备用。

【选穴】耳内。

【用法】将耳内脓液擦拭干净后，滴入鸡蛋黄油，轻轻按压耳屏2次，每天3～4次。若有些患者在滴药后感觉头晕，可先将药液稍稍加温，然后再滴耳加压。

擤鼻涕方法不正确也可导致中耳炎：有的人擤鼻涕时往往用两手指捏住两侧鼻翼，用力将鼻涕擤出，这种擤鼻涕的方法不但不能完全擤出鼻涕而且很危险，鼻涕中含有大量的病毒和细菌，如果两侧鼻孔都捏住用力擤，则压力迫使鼻涕向鼻后孔挤出，到达咽鼓管引发中耳炎。

因此应提倡正确的擤鼻方法：用手指按住一侧鼻孔，稍用力向外擤出对侧鼻孔的鼻涕，用同法再擤另一侧。如果鼻腔发堵鼻涕不易擤出时，可先用氯麻滴鼻液滴鼻，待鼻腔通气后再擤。

第四节　耳鸣

　　耳鸣是一种在没有外界声、电刺激条件下，病人自觉耳中有蝉鸣、钟响、水声等声响，是人耳主观感受到的声音。耳鸣是发生于听觉系统的一种错觉。有些人常感到耳朵里有一些特殊的声音如嗡嗡、嘶嘶或尖锐的哨声等，但周围却找不到相应的声源，这种情况即为耳鸣。耳鸣使人心烦意乱、坐卧不安，严重者可影响正常的生活和工作。

蓖麻通窍膏

　　【药物组成】蓖麻仁20粒，皂角半个，地龙1条，全蝎1只，远志、磁石末各10克，凡士林适量。

　　【贴敷方制法】将前6味药共同研磨成细末，搅拌均匀，加入凡士林调制成膏，备用。

　　【选穴】翳风穴、完骨穴（图5-4-1）。

　　【用法】将药膏贴敷于上述穴位，外用纱布覆盖，胶布固定。每天换药1次。

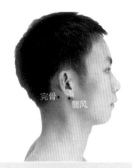

图5-4-1　翳风、完骨

椒目通窍膏

【药物组成】椒目、巴豆肉、石菖蒲、松香各1.5克，凡士林适量。

【贴敷方制法】将前4味药共同研磨成细末，用凡士林调制成膏。

【选穴】耳根。

【用法】将药膏贴敷于耳根部，每天换药1次。

专家提示

① 由于耳鸣常常与工作压力、情绪和睡眠有关，改善工作和生活习惯是缓解耳鸣的重要手段。

② 保证睡眠，尽量不要熬夜。

③ 注意调节情绪，有焦虑和抑郁症状者，应在医生指导下服药治疗。

④ 减少噪声刺激，不要长期戴耳机听音乐，尽量减少在声音嘈杂的娱乐场所内停留的时间。

⑤ 戒烟、戒酒，少喝浓茶、咖啡之类刺激性食物。

第五节 咽喉炎

咽喉炎以咽喉红肿疼痛，阻塞不适为主症。急性咽炎常继发于急性鼻炎或急性扁桃体炎之后或为上呼吸道感染的一部分，亦常为全身疾病的局部表现或为急性传染病之前驱症状。常因受凉、过度疲劳、烟酒过度等致全身及局部抵抗力下降，病源微生物乘虚而入引发本病。慢性咽喉炎多因急性咽炎或急性喉炎治疗不当、反复发作或邻近组织的慢性炎症所致；此外，过多吸烟、饮酒、粉尘、烟雾以及有害气体等的刺激，教员、演员长期用声过度也是常见的致病因素，以声音嘶哑为主症。

外治蒜泥拔毒膏

【适应证】适用于急性咽喉炎。发病较急，咽部红肿灼痛，吞咽困难，兼发热、咳嗽、汗出、头痛等表现者。

【药物组成】独头蒜1粒（或者去膜蒜瓣5克）（图5-5-1）。

【贴敷方制法】将上述药物捣烂如泥备用。

【选穴】经渠穴（图5-5-2）。

【用法】取豌豆大药膏，敷于上述穴位，5~6小时，起一个小疱，用银针刺破流水。

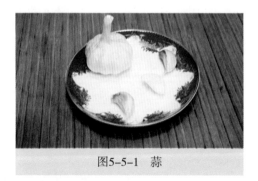

图5-5-1　蒜

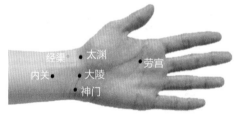

图5-5-2　经渠

砂豆膏

【适应证】适用于急性咽喉炎。咽喉红肿灼痛，吞咽困难，口渴喜饮，大便秘结，小便黄赤，高热等表现者。

【药物组成】朱砂、巴豆（去壳）各等份。

【贴敷方制法】将以上药材一起捣烂成膏状备用。

【选穴】印堂穴（图5-5-3）。

【用法】将药膏贴敷在印堂穴上，外用纱布、胶布固定。若没有效果，次日再贴。

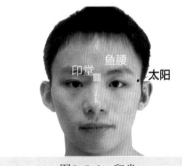

图5-5-3　印堂

辛附茱萸膏

【适应证】适用于慢性咽喉炎。慢性咽痛，稍肿或有异物感，咽干，容易恶心干呕等表现的患者。

【药物组成】细辛、生附子、生吴茱萸各15克，大黄6克。

【贴敷方制法】将以上药材一起研成细末，用米醋调成为糊状备用。

【选穴】涌泉穴（图5-5-4）。

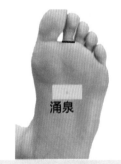

图5-5-4　涌泉

【用法】取药糊适量，敷于双足心涌泉穴，外用纱布、胶布固定。每天换药1次。长久贴敷效果更好。

专家提示

① 生活起居有常，劳逸结合。

② 及时治疗各种慢性疾病。

③ 清晨用淡盐水漱口或少量饮用（高血压、肾病者勿饮盐开水）。

④ 适当控制用声，用声不当、用声过度、长期持续演讲和演唱对咽喉炎治疗不利。

第六节　口腔溃疡

口腔溃疡，又称为口疮，是发生在口腔黏膜上的表浅性溃疡，大小可从米粒至黄豆大小，呈圆形或卵圆形，溃疡面为凹、周围充血，可因刺激性食物引发疼痛，一般1～2个星期可以自愈。口腔溃疡诱因可能是局部创伤、精神紧张、食物、药物、激素水平改变及维生素或微量元素缺乏。系统性疾病、遗传、免疫及微生物在口腔溃疡的发生、发展中可能起重要作用。临床上多有实证和虚证之分。实证多是由于口腔不洁净或者过度食用肥甘厚味导致心脾炽热上攻所致；虚证多由于素体阴虚，虚火上炎导致。

交泰散

【适应证】适用于虚证。表现为口腔肌膜溃烂，数量较少，呈灰白色，周围肌膜颜色淡红或不红，易反复发作，微疼痛。

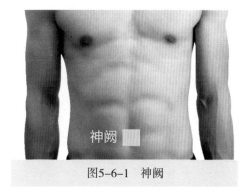

图5-6-1　神阙

【药物组成】黄连12克，桂心12克。

【贴敷方制法】将上述两味药共同研磨成粉末，掺涂于膏药上，备用。

【选穴】神阙穴（图5-6-1）。

【用法】将药膏贴敷于神阙穴上，外用透气纱布覆盖后，用胶布固定即可。

赴筵散

【适应证】适用于实证。表现为唇、颊、齿龈、舌面等处，生有黄豆或豌豆大小呈圆形或椭圆形的黄白色溃烂点，中央凹陷，周围黏膜鲜红、微肿。

【药物组成】黄连3克，干姜3克，黄柏3克，黄芩3克，栀子3克，细辛3克。

【贴敷方制法】将上述药物共同研磨成粉末，用温水调糊备用。

【选穴】神阙穴。

【用法】将上述药糊敷于神阙穴，外用透气纱布覆盖后，用胶布固定即可。

柏桂青黛散

【适应证】适用于实证。表现为唇、颊、齿龈、舌面等处，生有黄豆或豌豆大小呈圆形或椭圆形的黄白色溃烂点，中央凹陷，周围黏膜鲜红、微肿。

【药物组成】黄柏15克，青黛15克，桂心30克。

【贴敷方制法】将上述药物共同研磨成粉末，掺涂于膏药上，备用。

【选穴】神阙穴。

【用法】将药膏贴敷于神阙穴上，外用透气纱布覆盖后，用胶布固定即可。

专家提示

① 注意口腔卫生，吃完食物要随时漱洗干净。

② 避免吃太硬或纤维太粗的食物，以免刺激伤口，加重疼痛。

③ 食物不要口味过重，如太酸咸、太辛辣的食物，以免刺激黏膜。

④ 太烫或太冰的食物会加重口腔溃疡的疼痛感，应避免。

第七节　牙痛

　　牙痛是多种牙齿疾病和牙周疾病的常见症状，其表现为牙龈红肿、遇冷热刺激痛、面颊部肿胀等。牙痛大多由牙龈炎、牙周炎、蛀牙或折裂牙而导致牙髓（牙神经）感染所引起的。牙痛属于牙齿疾病的外在反应，有可能是龋齿、牙髓或犬齿周围的牙龈被感染，前臼齿出现裂痕也会引起牙痛，有时候仅是菜屑卡在牙缝而引起不适。

独蒜方

　　【药物组成】独头蒜1粒（或者去膜蒜瓣5克）。

　　【贴敷方制法】将上述药物捣烂如膏备用。

　　【选穴】合谷穴（图5-7-1）。

　　【用法】取适量药膏敷于两侧合谷穴，用贝壳盖上，并用绷带固定。待敷药处稍有灼烧感时，揭去贝壳和药膏，随即起一水疱（可用针刺破，不必敷药），牙痛可止。

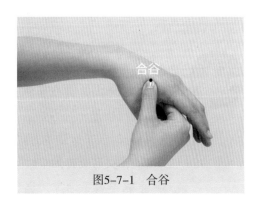

图5-7-1　合谷

牙盐方

　　【药物组成】苍耳子仁（焙黄，研磨）60克，生竹叶（去梗）500克，生姜120克，食盐180克。

　　【贴敷方制法】将竹叶投入一小铁锅中，盛入清水，淹没竹叶为度，用木炭火煎煮熬成浓缩汁液后，再将生姜捣汁入锅内，煮沸后，过滤去渣。药汁仍倒回锅内，煮沸，然后将食盐慢慢地投入，拌匀，熬干，熄火取出药层，与苍耳子仁共同研磨成极细粉末，混合均匀，置于密封瓶，备用。

　　【选穴】患处（牙痛处）。

【用法】凡当牙痛时，立即取上述牙盐少许涂擦患处，每日3次，每次3～4遍，数次即可。

六神丸

【药物组成】六神丸。

【贴敷方制法】取六神丸1～2粒，用玻璃棒蘸上患者的唾液，放在牙痛之牙龈上。

【选穴】牙痛之牙龈。

【用法】用玻璃棒拨动药丸，使药丸和唾液混合，稍微用力后，将药丸溶化，平涂于牙龈面上，过5～10分钟，局部出现麻木感为宜。牙痛即可减轻。

专家提示

① 防止牙痛关键在于保持口腔卫生，而早晚坚持刷牙很重要，饭后漱口也是个好办法。

② 刷牙时要求运动的方向与牙缝方向一致，这样可达到按摩牙龈的目的，又可改善周组织的血液循环，减少牙病所带来的痛苦。

③ 止痛不等于治疗，当牙痛发作时，用上述方法不能止痛，应速去医院进行急诊治疗。

第五章

外科常见疾病

第一节　带状疱疹

带状疱疹，又称蛇丹、腰缠火丹等，多发于腰部、胸腹部、背部和头部，是一种突发性的、带有水疱且聚集分布呈带状分布的皮疹，并伴有烧灼刺痛症状。其特征为簇集性水泡沿身体一侧周围神经，呈带状分布，伴有显著的神经痛及局部淋巴结肿大。

汤氏经验方

【药物组成】雄黄10克，明矾10克，琥珀3克，蜈蚣3条。

【贴敷方制法】将上述药物共同研磨成末，用鸡蛋清或小磨油适量，调成糊状。

【选穴】患处。

【用法】取上述药糊敷于患处，每日1次。

二鲜方

【药物组成】鲜韭菜根30克，全鲜地龙20克。

【贴敷方制法】将上述两味药分别捣烂后和匀，并同时加少量香油（1/3饮料瓶盖），装瓶内放置于阴凉处备用（图6-1-1）。

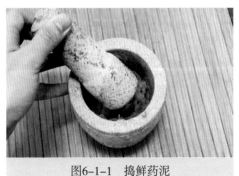

图6-1-1　捣鲜药泥

【选穴】患处。

【用法】用药涂于患处，以略盖过患处为宜，每日2次，每次4~5小时，外用透气纱布固定，一般2~5天即可治愈。

地榆紫草膏

【药物组成】地榆30克，紫草18克。

【贴敷方制法】将上述两味药共同研磨成细末，装瓶备用。

【选穴】患处。

【用法】根据患处皮肤范围大小取适量药粉用适量的凡士林调匀，然后将制好的药品涂抹于纱布上，以略盖过患处为宜，然后将纱布覆盖于患处固定好，每日换药1次，直到痊愈。

> 专家提示
>
> ① 在患本病期间，饮食方面：忌食辛辣温热食物，如酒、烟、生姜、辣椒、羊肉、牛肉及煎炸食物等辛辣温热之品；慎食肥甘油腻之品；慎食酸涩收敛之品，如豌豆、芡实、石榴、芋头、菠菜等。
>
> ② 增强体质，提高抗病能力。
>
> ③ 预防感染：感染是诱发本病的原因之一，尤其是在春秋季节，寒暖交替，要适时增减衣服，避免受寒引起上呼吸道感染。
>
> ④ 防止外伤：外伤易降低机体的抗病能力，容易导致本病的发生。
>
> ⑤ 增进营养，使体格健壮，预防发生与本病有直接或间接关系的各种疾病。

第二节　荨麻疹

　　荨麻疹是一种较为常见的皮肤病，是由于皮肤、黏膜小血管扩张及渗透性增加而出现的一种限局性水肿反应。临床表现为大小不等的风疹块损害，如蚊虫叮咬一般，颜色或红或白，骤然发生，迅速消退，瘙痒剧烈，愈后不留任何痕迹。因其时隐时起，遇风易发，故中医学又称"风疹"或者"风疹块"。本病有急慢性之分，急性病短期发作后多可痊愈，慢性病则常常反复发作，缠绵难愈。

章氏荨麻方

　　【药物组成】防风25克，苍耳草25克，徐长卿25克，钩藤20克，麝香壮骨膏2张。

　　【贴敷方制法】将上述药物共同研磨成细末，装瓶备用。

　　【选穴】膈俞穴（图6-2-1）。

　　【用法】取上述药末置于膏药中央，裁剪成1.5厘米贴敷于上述穴位。每4日换一次，10日为一疗程。

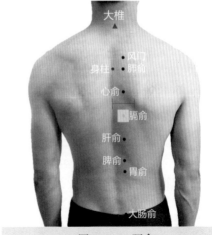

图6-2-1　膈俞

郭氏乳膏方

　　【药物组成】药用多虑平片适量。

　　【贴敷方制法】取多虑平片25毫克×50片，研成细末，加入水包油型乳膏基质100克，调匀。

　　【选穴】神阙穴（图6-2-2）。

　　【用法】取上述乳膏约黄豆大小，涂于上述穴位。

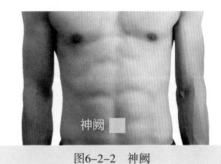

图6-2-2　神阙

肤痒散

【药物组成】红花、桃仁、杏仁、生栀子各15克，冰片5克。

【贴敷方制法】将上述药物共同研磨成细末，装瓶备用。

【选穴】神阙穴。

【用法】每次取药粉1克左右，用凡士林或者蜂蜜调和成糊状，敷于脐上，可用纱布固定，每日换药1次，直到痊愈。

荆芥穗

【药物组成】荆芥穗30克。

【贴敷方制法】将荆芥穗捣碎即可。

【选穴】患处。

【用法】将捣碎后的荆芥穗炒热，装入布袋内（自制，大小以患处大小为参考）（图6-2-3）。然后迅速敷于患处，每次贴敷10～15分钟，每日2次，直至痊愈。

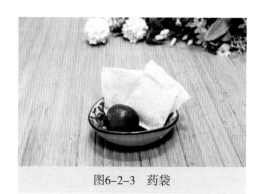

图6-2-3 药袋

专家提示　　西医学认为，荨麻疹最常见的原因是食物过敏，其次是药物过敏；中医学认为，荨麻疹的发生与先天体质因素有很大的关系。容易过敏体质的人，平时应注意避风寒，忌食鱼虾等过敏性食物，远离过敏原。

第三节 白癜风

白癜风是一种常见多发的色素性皮肤病，该病以局部或泛发性色素脱失形成白斑为特征，是一种获得性局限性或泛发性皮肤色素脱失症，是一影响美容的常见皮肤病，易诊断，治疗难。其病因尚未完全明确，青少年人群多发，中医学称该病为"白驳风"。

磺陀僧面

【药物组成】硫黄、密陀僧各9克。

【贴敷方制法】将上述两味药共同研磨成细末。

【选穴】患处。

【用法】以茄蒂蘸药末在患处反复擦之，用力宜轻，直至皮肤发红为度，每日1次，此间禁止食用辛辣等刺激性食物。

增色散

【药物组成】雄黄、硫黄、雌黄、密陀僧各6克，冰片3克，麝香、斑蝥各0.6克。

【贴敷方制法】将上述的药物分别研磨成极细的粉末，混合装瓶，不要让瓶子漏气。

【选穴】患处。

【用法】用新鲜的茄蒂（黄瓜、胡萝卜也可代替）蘸取药末在患处来回擦拭，用力宜轻，以皮肤发红为度，每日3次。

八味洁肤膏

【药物组成】蛇床子、密陀僧、补骨脂各12克，雄黄10克，硫黄、轻粉各6克，苦参、土茯苓各8克。

【贴敷方制法】将上述药物研磨成细末，用适量的清水调和成糊状（图6-3-1）。

【选穴】患处。

【用法】取适量上述药糊，均匀地涂敷于患处，每日2~3次，每次3~4个小时，1个月为一疗程。

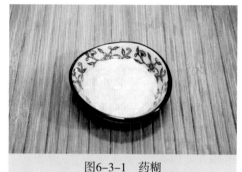

图6-3-1 药糊

专家提示

① 使用上述药方时要注意的是，黏膜与皮肤交界的地方（如嘴唇、肛门）慎用，头面部则用米醋调擦，皮肤过敏者禁用。

② 保持开朗豁达的胸怀，避免焦躁、忧愁、思虑、悲哀、恼怒等不良情绪刺激。

③ 建立良好的起居规律，避免机体生物钟紊乱、神经内分泌失调。

④ 劳逸结合，避免过度劳累。

第四节　神经性皮炎

神经性皮炎又名慢性单纯性苔藓，是一种局限性皮肤神经功能障碍性皮肤病，以皮肤苔藓性病变和阵发性剧痒为特征，在中医学属"牛皮癣"范畴，依照其受累范围大小可分为局限型及播散型两种。本病的病因尚不明确，一般认为与长期搔抓、摩擦和神经精神因素及某些外在刺激因素有关。患者常伴有头晕、失眠、易怒等神经官能症或更年期症状。

木鳖子糊

【药物组成】木鳖子5克，食醋10毫升。

【贴敷方制法】将木鳖子生药去掉外壳留下其仁，用10毫升食醋在粗瓷器皿内研磨5克木鳖子仁成糊状备用。

【选穴】患处。

【用法】首先将患处用盐水洗干净，用棉花或毛笔蘸取药糊在睡觉前涂抹于患处，外可用纱布固定，每日或者隔一日1次，直至痊愈。

斑蝥酒

【药物组成】斑蝥30个，青皮6克，白酒250克。

【贴敷方制法】将上述的药物和酒装入瓶子内浸泡2～7天。

【选穴】患处。

【用法】以棉签蘸取药液，反复擦拭患处，直至患处感到发热瘙痒并发起白泡，然后将其刺破，用清水洗掉脱皮。如果不易脱去，可以再涂擦药液2～3次，皮肤脱落证明已经痊愈。

专家提示

① 本病在治疗期间，应注意保持情绪舒畅，避免过度劳累。

② 饮食注意清淡，忌食辛辣、饮酒。

③ 避免搔抓、多汗及强烈日光照射等刺激因素。

第五节 冻疮

冻疮，是长期暴露于寒冷环境中而引起的局限性红斑炎症性皮肤损伤，好发于手指、手背、足趾、足跟、耳尖、面颊等末梢部位。典型皮损表现为局限性指盖、蚕豆大小，暗紫红色隆起水肿性斑块或硬结，边界不清，边缘鲜红色，中央青紫色，表面紧张光亮、触之冰凉、压之褪色、去压后恢复较慢。为冬季常见病，患者多具有冻疮体质。本病病程较长，冬至而发，春暖而止，反复发作，不易根治。

简便方

【药物组成】白萝卜10克，植物油适量。

【贴敷方制法】萝卜捣烂，与植物油一同煮沸，去渣取液。

【选穴】患处。

【用法】用纱布或棉花蘸取药液，趁热湿敷于患处。注意药液温度，以免烫伤皮肤。每日2次，每次30分钟。

橘皮生姜方

【药物组成】橘皮10克，生姜30克。

【贴敷方制法】橘皮与生姜捣烂，加入适量清水浸泡10分钟后煮沸。

【选穴】患处。

【用法】用纱布或棉花蘸取药液，趁热湿敷于患处。注意药液温度，以免烫伤皮肤。每日2次，每次30分钟。

冻疮经验方

【药物组成】桂枝50克，川椒30克，干姜30克，红花20克，荆芥20克，细辛10克。

【贴敷方制法】将上述药物放入砂锅中加水浸泡，按中药煎制方法煎煮，去渣取液（图6-5-1）。

【选穴】患处。

【用法】用纱布或棉花蘸取药液，敷于患处。每日2~3次。

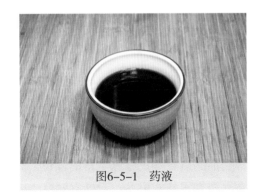

图6-5-1　药液

专家提示

① 想要减少冻疮的发生，关键在于入冬前的预防，加强锻炼，提高机体御寒能力，入冬后注意全身及手足的保暖和干燥。

② 饮食上可以适当多吃些温性的食物，如羊肉、鹿肉、韭菜、茴香等。

③ 冬季应注意四肢的血液循环，多摩擦面部、手部、耳部，避免久站或久坐，以防影响气血流通。

④ 受冻后不宜立即烘烤或用热水浸泡，应先在温水中逐渐恢复温度。

第六节　痤疮

　　痤疮，俗称青春痘、粉刺、暗疮，中医学称面疮、酒刺。痤疮(青春痘)是一种发生于毛囊皮脂腺的慢性皮肤病，多因体内雄性激素分泌过多使皮脂腺分泌增多，堆积于毛囊内形成栓脂，使皮肤分泌物不易排出而形成。多发于头面部、颈部、前胸后背等皮脂腺丰富的部位。是皮肤科常见病、多发病。据学者们统计，在青春期男性有95%，女性有85%患过不同程度的痤疮，多发生于青春期人群，所以大家称其为"青春痘"是很贴切的。

芦荟膏

　　【药物组成】新鲜芦荟50克，凡士林适量。

　　【贴敷方制法】将新鲜芦荟叶3~5片洗净（图6-6-1），捣碎绞汁，加入凡士林，配成7%的软膏。

　　【选穴】患处。

　　【用法】取适量药膏，每天早、晚各涂擦患处1次。

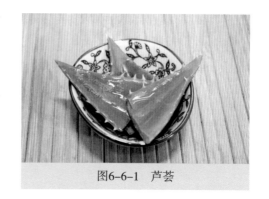

图6-6-1　芦荟

蒜白泥

　　【药物组成】紫皮大蒜5~10瓣，葱白5~10根。

　　【贴敷方制法】将上述药材共同捣烂成泥（图6-6-2），备用。

　　【选穴】患处。

　　【用法】将上述药泥敷在痤疮上，用纱布覆盖，胶布固定。24小时后去掉，局部发泡，痤疮即可浮离皮肤，

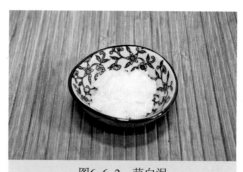

图6-6-2　蒜白泥

5～7天后可自然脱落。

紫草大黄油

【药物组成】紫草、生大黄各100克，生茶油适量。

【贴敷方制法】将紫草与生大黄共同研磨成细末，搅拌均匀后加入生茶油浸泡3～5天，茶油量以略高出药末为佳。

【选穴】患处。

【用法】将药油涂敷于患处，待病情控制后，如痛痒感消失后，则每次洗脸后，用少量药油涂敷患处。

专家提示

① 痤疮除治疗以外，日常的护理调摄更为重要，饮食要注意少油腻、辛辣及糖类食物，多吃蔬菜水果，保持大便通畅。

② 平时尽量避免挤压或抚弄患处，用温水洗脸，减少油脂的附着，防止堵塞毛孔。

第七节 面部色斑

面部色斑是指颜面部色素沉积性皮肤病。颜面色素斑呈黄褐色至暗褐色，形状不规则，边界或清楚或模糊，临近色斑有融合趋势。面部色斑是由于皮肤黑色素的增加而形成的一种常见面部呈褐色或黑色素沉着性、损容性的皮肤疾病，多发于面颊和前额部位，日晒后加重，多见于女性，与妊娠、长期口服避孕药的月经紊乱有关。

七白饼

【药物组成】白附子3克，白及3克，白蔹3克，白芷3克，白僵蚕3克，白茯苓3克，白术3克。

【贴敷方制法】将上述药物研碎成末，用鸡蛋清适量调制成药饼，阴干备用。

【选穴】面部。

【用法】取适量药饼用水调敷面，并用双手按摩片刻。

密陀僧膏

【药物组成】密陀僧15克，凡士林70克。

【贴敷方制法】将密陀僧研磨成粉，与凡士林调制成膏。

【选穴】面部患处。

【用法】取适量药膏，涂擦于患处即可。

香药散

【药物组成】乳香、没药、穿山甲、葛根、山楂、厚朴、鸡矢藤各100克，桂枝、甘草各30克，细辛、冰片各15克。

【贴敷方制法】将山楂、葛根、甘草、白芍共同煎煮2次，浓缩成膏；乳香、没药共同溶解于95%的酒精中，其余诸药（除冰片）共同研磨成极细粉末；将药膏和乳香没药液混合烘干，研成细粉，上述药末加冰片混合均匀，置于密封瓶贮存备用。

【选穴】神阙穴（图6-7-1）。

【用法】使用时取100毫克药粉敷于神阙穴，上面覆盖软纸，再用药棉压紧，外用胶布固定。3～7天换药1次。

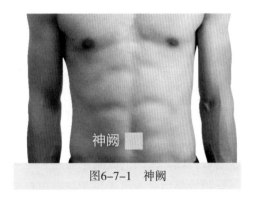

图6-7-1　神阙

专家提示

治疗面部色斑，常采用内外兼治的方法：内调大多以活血化瘀、养血和血、通经理气为主；外敷以润肤、增白养颜、化瘀祛斑为主。

第八节　生发乌发

脱发是头发脱落的现象，有生理性及病理性之分。生理性脱发指头发正常的脱落。病理性脱发是指头发异常或过度的脱落。随着社会压力不断增大和生活节奏的加快，环境的不断恶化，以及不良的饮食习惯，伴随我们的非健康、亚健康也与日俱增，中国的脱发患者越来越多。

须发早白是指早于正常年龄出现毛发由黑变灰，再由灰变白的现象。正常人从35岁开始，毛发色素开始逐渐衰退，继而出现白发，而有部分人从20岁或更早就出现白发，被称为少年白发，俗称"少白头"，中医学称为"须发早白"。

垂柳生姜汁

【药物组成】垂柳叶、生姜汁各30克。

【贴敷方制法】将垂柳叶阴干，研磨成极细粉末，用生姜汁在碗中调和，备用。

【选穴】头部头发稀缺处。

【用法】将上述药汁于夜间涂于头发稀缺处，按摩至头皮有发热感即可。

鲜柏枝水

【药物组成】鲜柏枝30克。

【贴敷方制法】将上述鲜柏枝放于锅中，水煎浓缩至20毫升，备用（图6-8-1）。

【选穴】头发稀缺处。

【用法】先用新鲜生姜涂擦头发稀缺处之头皮，然后用柏枝水反复涂擦。每日3～5次，2个月左右即可生新发。

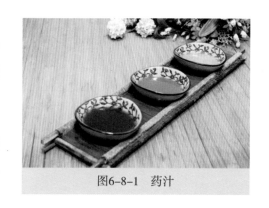

图6-8-1　药汁

三黑方

【药物组成】黑芝麻、何首乌、桑椹各30克。

【贴敷方制法】将上述药物浸泡于95％的酒精中20天。备用。

【选穴】头发稀缺发白处。

【用法】将上述药水涂于头发稀缺处，每日3次。

专家
提示

　　脱发患者应多喝生水或含有丰富铁质的食品，瘦肉、鸡蛋的蛋白、菠菜、包心菜、芹菜、水果等都是最佳的治疗食物。脱发或秃头的人，头皮都已硬化，上述的食物有助于软化头皮。

第九节　创伤出血

创伤出血是指由外力创伤引发的体表或体内组织出血的现象，此处特指体表皮肤的出血。

香脑膏

【药物组成】松香500克，樟脑350克，黄蜡120克，朱砂30克。

【贴敷方制法】先将松香、樟脑、黄蜡放入砂锅内烊化，然后用朱砂调和。

【选穴】患处。

【用法】将制好的药膏摊贴在一方纱布上，贴到伤口之上即可。

乌贼骨粉

【药物组成】乌贼骨适量（依照伤口大小而定）。

【贴敷方制法】取乌贼骨用清水漂洗3～4天，去其腥味，晒干，再研磨成粉末，再经过高压锅消毒后，密封于瓶中备用（图6-9-1）。

【选穴】患处。

【用法】直接将药粉均匀地撒在患处即可，外面可用纱布做适当的固定。

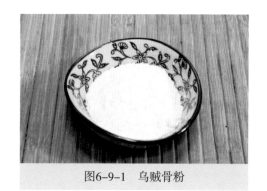

图6-9-1　乌贼骨粉

松矾散

【药物组成】松香2克，明矾3克。

【贴敷方制法】先将明矾放入锅内，然后开大火烧制（去掉结晶水），等到它成为轻松如海绵的块状物体之后，即为枯矾，将上两味药共同研磨成细末备用。

【选穴】患处。

【用法】先将伤口洗净、去除污物、消毒，将药粉直接撒上，即能止血。如果出血严重，则要用纱布进行包扎，敷药1次即愈。

专家
提示

　　出血是创伤后主要并发症之一，成年人出血量超过800～1000毫升就可引起休克，危及生命。因此，止血是抢救出血伤员的一项重要措施，它对挽救伤员生命具有特殊意义。

第十节　烧烫伤

烧烫伤是火焰，灼热气体、液体、固体，电击或化学物质等作用于人体而引起的一种损伤，是生活中常见的意外伤害。沸水、滚粥、热油、热蒸汽的烧烫是常会发生的事。轻者损伤皮肤，出现肌肤肿胀、水疱和疼痛；严重者皮肤烧焦，神经、血管、肌肉等同时受损。烧烫伤面积过大或程度过深时可因剧痛、渗出、电解质紊乱等原因引起休克，晚期易出现感染、败血症等并发症，严重威胁生命。

大黄升麻散

【药物组成】大黄20克，升麻20克。

【贴敷方制法】将上述药物研成细末。

【选穴】患处。

【用法】患处清创消毒后均匀撒上药末，用纱布覆盖，每日1~2次。

虎杖冰片散

【药物组成】虎杖50克，冰片2克。

【贴敷方制法】将上述药物研成细末。

【选穴】患处。

【用法】患处清创消毒后，取适量上述药末，均匀撒于患处，用纱布覆盖，每日1~2次。

烧烫伤膏

【药物组成】石膏10克，大黄6克，冰片3克。

【贴敷方制法】将上述药物研成细末，用清水调成糊状。

【选穴】患处。

【用法】取适量上述药糊涂于患处，用纱布覆盖，胶布固定。每日1次。

专家
提示

① 当发生烧烫伤后应立即脱离热源，用自来水或冰水冲洗烫伤部位，也可以用冰块冷敷直至疼痛消除。

② 烫伤部位冷却后在未肿胀前应除去各种饰物，松解皮带、鞋带，剪开与皮肤粘连的衣物，暴露出烫伤部位。

第十一节　虫蛇咬伤

虫蛇咬伤，是指昆虫、蛇对人体的损害。不同昆虫、蛇所含毒液不一样，对人体损害的严重程度及临床表现也差异很大。轻者为轻度红斑、丘疹或风团，伴有不同程度的瘙痒、烧灼及疼痛感，重者可出现皮肤广泛损伤或坏死，关节痛等，严重的甚至引起全身中毒症状，导致过敏性休克而死亡。

解毒散

【药物组成】大黄60克，白茅根50克，黄连40克，黄芩40克，当归60克。

【贴敷方制法】将上述几味药研磨成粉末即可。

【选穴】患处。

【用法】将粉末直接均匀撒在伤口上，外可以用透气纱布固定。

半雄散

【药物组成】半边莲、雄黄、白矾、青蒿、陈皮、地骨皮、丹皮、升麻、血竭、蛇床子、白及、白芷各3克。

【贴敷方制法】将上述几味药研磨成极细的粉末，装瓶，切勿漏气。

【选穴】患处。

【用法】取上述药末30克，加米醋30克，调成稀糊状，涂抹于咬伤处或者肿痛部位，每3个小时涂药1次，直到肿痛消失。

蛇伤消肿散

【药物组成】生南星、白芷各150克，雄黄90克，生川柏、丹皮各180克，夏枯草120克。

【贴敷方制法】将上述几味药研磨成细末，用塑料袋封装，每包大概50克。

【选穴】患处。

【用法】将患处洗净、消毒，并依照肿胀范围的大小取药粉，用温水或者醋调成糊状，直接敷于伤口，一般两天换药1次。如果伤口溃烂，一天1次。

专家
提示

① 外出爬山游玩时尽量穿裤脚紧的裤子，或者是穿宽松一点的裤子把裤腿扎紧或把裤腿塞进袜子或鞋子里。

② 上衣也是尽量穿缩袖口的衣服，或是穿浅色衣服，利于及时发现爬上来的虫子。

③ 不要在草地、树林中长时间坐卧，以免蛇、虫子爬到身上咬伤自己，可以随身携带花露水（在身上涂抹一下可以防止某些虫子靠近）。

④ 被蛇虫叮咬，一定要用碘酒或酒精做局部消毒处理。

⑤ 被蛇虫叮咬出现发热，叮咬部位发炎、红肿、破溃等症状，要及时就诊。

第十二节 痔疮

　　痔是指肛门内外出现的小肉状突出物，为直肠末端黏膜、肛管皮肤下痔静脉丛屈曲和扩张而形成的柔软静脉团。是一种发生在肛门内外的常见、多发、慢性疾病，分内痔、外痔、混合痔三种。任何年龄均可发病，以20～40岁多见，大多数病人随年龄增长而加重。有关痔的发病机制目前尚无定论，多数学者认为是"血管性肛管垫"，是正常解剖的一部分，只有合并出血、肛脱垂、疼痛等症状时，才能称为痔疮。

消痔膏

　　【药物组成】冰片10克，芒硝15克，栀子30克，大黄30克，苍术30克，金银花30克，地榆炭60克，槐角炭60克，白芷30克，黄柏30克，五倍子15克。

　　【贴敷方制法】将上述几味药研磨成细末，用筛子（80目）筛过，备用。

　　【选穴】患处。

　　【用法】先将患处用水洗干净擦干，取药粉约20克，用茶叶水和凡士林调和成膏状，涂抹于肛门周围，用纱布覆盖，再用胶布固定，每日早晚各1次，10日为一疗程。

缩嵌糊

　　【药物组成】青黛20克，五倍子30克，黄连30克，樟脑5克，冰片10克，薄荷脑10克，明矾10克，赤石子20克。

　　【贴敷方制法】将上述几味药研磨成细末，装瓶备用。

　　【选穴】患处。

　　【用法】使用的时候先用生理盐水将20克左右的药粉调和成糊状，然后涂抹在肛门上，覆盖纱布，并且用胶布固定，每日换药1次。待痔返回肛门里的时候，再每日取5克药粉用20毫升生理盐水调匀，用甘油注射器注射到肛门内，连续3~5日。

专家
提示

① 忌饮酒，饮酒可使痔静脉充血、扩张，痔核肿胀。

② 忌辛辣，痔疮患者如果嗜食刺激性强的辛辣食物，如辣椒、大蒜、生姜等，会促使痔疮充血，从而加剧疼痛。

③ 久坐不运动，会使腰、臀部的血液循环受到障碍，而加重痔疮的病情。

④ 忌憋便，粪便在肠道里滞留的时间长了，水分被过多吸收便会干硬，造成患者排便困难、腹压增加、痔裂出血。

⑤ 痔疮患者不能因为部位特殊而不好意思就医，或者认为是小毛病而不予重视，导致病情严重给治愈带来难度。

第六章 骨伤科常见疾病

第一节 落枕

　　落枕，又称失枕，是一种好发于青壮年当中的常见疾病，以春秋两季较为常见。发病经历往往是，前一天入睡前并无任何不适感觉，早晨起床却明显地感到项背部的强烈酸痛感，颈部不能灵活地转动，这说明疾病发生于睡觉的过程中，与枕头以及睡觉的姿势有密切的关系。

食醋热敷

　　【药物组成】食醋100克。

　　【贴敷方制法】将食醋加热到不烫手的程度。

　　【选穴】患处。

　　【用法】将食醋加热至不烫手之后，然后用纱布蘸醋在颈背部疼痛的地方热敷，可以用两块纱布轮换进行，疼痛的地方要保持有一种湿热的感觉，同时活动颈部。这样每次20分钟，每日2～3次，2日内即可痊愈。

丹参红花散

　　【药物组成】丹参60克，红花60克，当归60克，延胡索40克，生大黄100克，冰片10克。

　　【贴敷方制法】将上述几味药材研磨成细末，然后用蜂蜜和70%的酒精各占一半的液体调和药粉成糊状备用。

【选穴】大椎穴、肩井穴
（图7-1-1）。

【用法】将上述药膏每日1次贴敷于大椎和肩井穴上，每次30分钟，10次为一疗程。

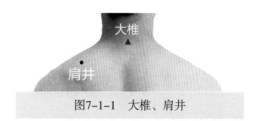

图7-1-1　大椎、肩井

落枕验方

【药物组成】蓖麻叶适量。

【贴敷方制法】将上述药物捣烂成泥膏状。

【选穴】患处。

【用法】将上述药膏敷于颈部，每日1次，每次30分钟，10次为一疗程。

专家提示

① 用枕适当，枕头的高低软硬对颈椎有直接影响，最佳的枕头应该是能支撑颈椎的生理曲线，并保持颈椎的平直。

② 注意颈部保暖，颈部受寒冷刺激会使肌肉血管痉挛，加重颈部板滞疼痛。

第二节　肩周炎

肩周炎是一种以肩膀疼痛和活动不便为主要症状的常见病证，俗称凝肩、漏肩风或冻结肩。发病年龄在50岁左右，故也常称为"五十肩"。起病多因肩关节周围组织，如肌腱、滑囊等受冷冻、外伤、感染所致。不少患者是由风湿病引起的。其主要症状为颈肩持续疼痛，患侧上肢抬高、旋转、前后摆动受限，遇风遇冷感觉有沉重隐痛。疼痛特点是胳膊一动就痛，不动不痛或稍痛，梳头、穿衣、提物、举高都有困难。发作严重时可疼痛难忍，彻夜不眠。如不及时治疗，拖延日久可使关节粘连，患侧上肢变细、无力甚至发展成废用性萎缩。

薛氏麝香蛇香散

【药物组成】白花蛇1条，麝香1.5克，乳香6克，没药6克，冰片6克，肉桂30克。

【贴敷方制法】将白花蛇、乳香、没药、肉桂焙黄研成细末，再加入冰片、麝香，混匀后装入干净瓶内密封备用。

【选穴】肩井穴、肩髎穴、中府穴、阿是穴（图7-2-1、图7-2-2）。

【用法】将患者肩部擦洗干净，取适量药末撒在上述穴位，直径1.5~2厘米，厚度3~4厘米，用伤湿止痛膏固定，2~3日换1次药，5次为一疗程。

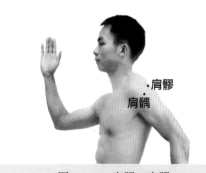

图7-2-1　肩髃、肩髎

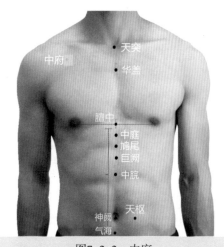

图7-2-2　中府

四汁膏

【药物组成】葱汁、蒜汁、姜汁各300毫升，凤仙花汁100毫升，米醋300

毫升，麦面60克，牛皮胶120克。

【贴敷方制法】将上述几种液体混匀放入锅内加热，熬至极浓稠的时候，加入牛皮胶120克融化，再加小麦面60克搅匀，稍微熬一下，熬成膏状备用。

【选穴】肩髃穴、肩髎穴、曲池穴（图7-2-3）。

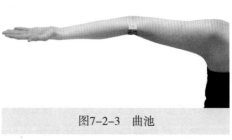

图7-2-3　曲池

【用法】使用时要取10厘米的大胶带6块，再取膏药适量涂于中央，分别贴在上述穴位，每日换1次。

肩周炎验方

【药物组成】生草乌、生川乌、乌附片、生南星、干姜各10克，樟脑15克，细辛、丁香各8克，肉桂、吴茱萸各6克。

【贴敷方制法】将上述的药物研磨成细末，用蜂蜜调制成糊状，搓丸，每丸约4克重，备用。

【选穴】患处。

【用法】视疼痛的范围大小将适量的药丸捣烂，与50%以上的酒精兑成糊状。贴敷时，先用酒精将患处擦涂到发热，然后将药糊平摊到消毒纱布上，贴敷于患处，外用胶布固定，每日换1次。

专家提示

① 在日常生活中注意防寒保暖，特别是避免肩部受凉，对于预防肩周炎十分重要。

② 对肩周炎来说，特别要注重关节的运动，加强功能锻炼，但要注意运动量，以免造成肩关节及其周围软组织的损伤。

③ 对于经常伏案、双肩经常处于外展工作的人，应注意调整姿势，避免长期的不良姿势造成慢性劳损和积累性损伤。

第三节 腱鞘炎

腱鞘炎是指当肌腱长时间发生过度摩擦时，发生肌腱和腱鞘损伤性炎症，引起肿胀，这种情况我们称之为腱鞘炎，是因机械性摩擦而引起的慢性无菌性炎症改变。如果耽误治疗，有可能导致永久性的活动不方便。在日常生活和工作中，局部频繁活动引起过度摩擦，使腱鞘发生充血、水肿、渗出等无菌反应，迁延日久，加上反复创伤，则会导致慢性纤维结缔组织增生、肥厚、粘连，使腱鞘狭窄，肌腱与腱鞘之间发生粘连，肌腱变形、变性。

腱鞘炎膏

【药物组成】干姜4.5克，炒草乌24克，肉桂30克，香白芷90克，煅南星30克，炒赤芍10克，没药30克，乳香15克，细辛15克，炒大黄4.5克，麝香或者冰片3克。

【贴敷方制法】将除了麝香或者冰片的药物研磨成细末，后加入麝香或者冰片，混匀后，用凡士林调和成膏状，密封装瓶备用。

【选穴】患处。

【用法】取药膏贴于按压时疼痛感最强烈的地方，先盖上一层油纸，然后用纱布包扎即可，每两日换药1次。

复方山栀膏

【药物组成】生山栀30克，连翘15克，炒乳香、炒没药各6克。

【贴敷方制法】将上述药物研磨成细末。

【选穴】患处。

【用法】先将患处用白酒擦洗至发热，然后用适量的鸡蛋清、白面将药粉调和成糊状平摊在布上，大约半厘米厚，贴敷于患处，每日1次。

专家
提示

① 腱鞘炎大多由于长期保持某一姿势或重复某一动作引起的，所以生活中应当注意正确姿势，避免关节的过度劳损，定时休息。

② 如电脑前或伏案工作半小时后应注意改变一下体位，活动颈肩部及腕肘关节，放松紧张的肌肉和韧带，这样可避免或减轻本病引起的疼痛。

第四节　骨质增生

骨质增生，又称为增生性骨关节炎、骨性关节炎，是由于构成关节的各软骨、椎间盘、韧带等软组织变性、退化，关节边缘形成骨刺，滑膜肥厚等变化，而出现骨破坏，引起继发性的骨质增生，导致关节变形，当受到异常载荷时，引起关节疼痛，活动受限等症状的一种疾病。分原发性和继发性两种。

川芎膏

【药物组成】川芎9克。

【贴敷方制法】将川芎研磨成细末，用陈酒调成浓稠的糊状备用。

【选穴】患处。

【用法】使用的时候用少许凡士林调匀，涂敷患处，并用一层塑料薄膜覆盖，然后再用纱布覆盖，最后用胶布将四边封起来，隔一天换1次药，10次为一疗程。

四虎散

【药物组成】生南星15克，生半夏15克，生川乌15克，生草乌15克。

【贴敷方制法】将上述几味药一同研磨成细末，用陈酒或蜂蜜调成糊状（图7-4-1）。

【选穴】患处。

【用法】取适量上述药糊，涂擦患处。

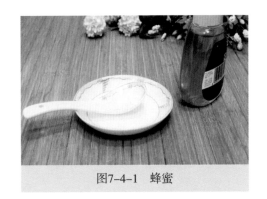

图7-4-1　蜂蜜

皂荚糊

【药物组成】皂荚适量。

【贴敷方制法】将皂荚浸泡在烧酒中备用。

【选穴】患处。

【用法】用的时候将皂荚剪碎，捣烂成泥，与适量的面粉调匀，然后贴在纱布上敷在患处，3天1次，一般用3次。至于皂荚的量，可以依照病情而定，比如腰椎病变用皂荚5~7粒，以此类推。

专家提示

① 避免在潮湿处睡卧，不要在出汗后立即洗凉水浴或洗脚，以防风、湿、寒三邪气对膝关节的侵害。

② 膝关节不过于劳累或负荷过重。

③ 关节肿胀、疼痛加重时应休息。

④ 适当增加户外活动，尽量避免长期卧床休息。

第五节　腰椎间盘突出症

腰椎之间都有弹性很大的椎间盘，正常的椎间盘弹性足，可以承受很大的压力而不至于破裂或者移位。但是随着年龄增长和压力的增大，椎间盘就会发生病变，使得弹性变差、破裂。破裂之后，椎间盘被两个腰椎挤压离开正常位置，压迫腰椎旁边的神经，引发症状，这就是腰椎间盘突出症。

天麻半夏细辛方

【药物组成】天麻、半夏、细辛各100克。

【贴敷方制法】将上述药物共同打碎并混合均匀，分别装入2个布袋内（图7-5-1）。

【选穴】患处。

【用法】将上述药布袋蒸热，交替热敷于疼痛处，直到汗出为止，隔天再敷。

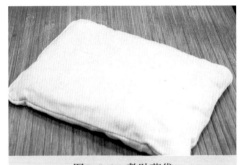

图7-5-1　敷贴药袋

马钱乳没膏

【药物组成】马钱子、乳香、没药、麻黄各250克。

【贴敷方制法】将上述各药研磨成细末，加饴糖或者蜂蜜调和成糊状。

【选穴】患处。

【用法】取药膏适量，外敷于患处，外用纱布和胶布固定即可，每日1次，每次8小时。

腰突验方

【药物组成】乳香12克，自然铜6克，大黄10克，黄连20克。

【贴敷方制法】将上述几味药研磨成细末备用。

【选穴】患处。

【用法】加适量凡士林调和成胶状，外敷于患处，2天换药1次，连敷10~30次。

> 专家
> 提示
>
> ① 保持良好的生活习惯，防止腰腿受凉，防止过度劳累。
>
> ② 站或坐姿势要正确，脊柱不正，会造成椎间盘受力不均匀，是造成椎间盘突出的隐伏根源。
>
> ③ 同一姿势不应保持太久，适当进行原地活动或腰背部活动，可以解除腰背肌肉疲劳。
>
> ④ 锻炼时压腿弯腰的幅度不要太大，否则不但达不到预期目的，还会造成椎间盘突出。
>
> ⑤ 提重物时不要弯腰，应该先蹲下拿到重物，然后慢慢起身，尽量做到不弯腰。

第六节　骨折

骨折是指骨头或骨头的结构完全或部分断裂，常常由于外界的暴力引起，以疼痛、肿胀、青紫、功能障碍、肢体畸形和骨头之间的摩擦声音为主要症状。骨折多见于儿童及老年人，中青年也时有发生。病人常为一个部位骨折，少数为多发性骨折，经及时恰当处理，多数病人能恢复原来的功能，少数病人可留有不同程度的后遗症，骨折发生后，离医院较近者，可直接送医院或叫救护车，离医院比较远的病人，必须进行简单的处理，以防在送医院途中加重病情，甚至造成不可逆的后果。

乾坤秘韫方

【药物组成】五灵脂、白及各50克，乳香、没药各15克。

【贴敷方制法】将上述药材研磨成细末，加香油调成糊状。

【选穴】患处。

【用法】将上述药糊，涂擦于患处。

接骨膏

【药物组成】生川乌、草川乌、羌活、生半夏、生栀子、生大黄、生木瓜、路路通各250克，生蒲黄、旋覆花、苏木各180克，赤芍、红花各120克，紫荆皮500克。

【贴敷方制法】将上述药材共同研磨成细末，用饴糖或者蜂蜜调匀成膏备用。

【选穴】患处。

【用法】直接将药膏涂抹于患处，外用绷带固定。每3~5天换药1次。

骨折验方

【药物组成】土鳖、五加皮、全蝎各10克。

【贴敷方制法】将上述3味药一同研磨成细末备用。

【选穴】患处。

【用法】将药粉加蛋清和适量水调匀成较浓的糊状，用麻纸抹上述液体，敷在患处，7日换药1次。

| 专家提示 | ① 骨折病人经过整复和固定以后，要特别注意观察石膏或夹板固定得是否太紧，如发现骨折部位的远端(手指或脚趾)有血运障碍，即肿胀严重或皮肤发紫，应及时请医生处理。
② 在身体允许的情况下尽早下床活动，不能下床的病人也要在床上做肢体的运动，以促进血流循环，有利于骨折的愈合和功能的恢复。
③ 骨折后应抬高患肢(用枕头垫起骨折的肢体)促进血液循环，防止过度肿胀。
④ 骨折后长期卧床的病人，要注意定时翻身，按摩受压的皮肤，防止发生压疮。
⑤ 家属要照顾好患者的饮食起居，注意加强营养。 |

第七节　扭伤

扭伤是指人体突然受到外界的旋转或牵拉肌肉的暴力，使得关节过度活动，引起了附着在该关节的肌肉等结构发生撕裂、异常移动的疾病，以局部的肿胀、疼痛、青紫、活动不便为主要表现。

吊伤散

【药物组成】生川乌、生草乌、生大黄各50克，甘松25克，制乳香50克，红花、香白芷各25克，全当归50克，生山栀100克，山楂25克，王不留行50克，血竭、樟脑各25克。

【贴敷方制法】将上述药物研磨成细末，先用30%的蜜糖和70%的高粱酒混合，再调拌药粉成糊状。

【选穴】患处。

【用法】取适量上述药糊，摊于纱布或者是纸上，贴敷在患处即可。

消肿止痛散

【药物组成】红花、赤芍、白芷、栀子、桃仁、乳香、没药各15克，大黄30克。

【贴敷方制法】将上述几味药研磨成细末，用白酒调和成糊状。

【选穴】患处。

【用法】将调好的药糊外敷在患处，外面用塑料纸包扎（防止脱落和蒸发）。等到干燥了，将药糊拿下来，再加酒调敷，反复3次后去除。如果仍然没有痊愈，则再取药重敷，每日2～3次，多在2～4天后痊愈。

扭伤方

【药物组成】川续断、山药、当归、浙贝、乳香、没药各30克，黄芩、独活、生蒲黄各36克，黄柏、大黄各48克，冰片2克，樟脑3.5克。

【贴敷方制法】除冰片和樟脑一同研磨密封保存之外，其他的药一同研磨成细末备用。

【选穴】患处。

【用法】取适量的药粉，加水调和成糊状，然后煮沸，再兑上少量的白酒调匀，滩涂于纱布上，再取冰片和樟脑末撒在药面上，趁热敷在患处，然后用绷带包扎，每日换药1次。

① 不可忽略持续的疼痛，应让疼痛的肌肉得到休息。

② 请勿在48小时内使用膏药贴，因为那样有可能加重症状。

③ 具体使用时可以根据严重程度在一定范围内酌情掌握。

第七章　妇科常见疾病

第一节　乳腺增生

乳腺增生是女性最常见的乳腺疾病，既非炎症又非肿瘤，是指乳房内乳腺小叶生理性的增生和修复不完全，使得乳腺的结构出现异常，属于腺组织的一种良性增生性疾病。本病的特点是乳腺组成成分的增生，在结构、数量及组织形态上表现出异常，故称为囊性增生病或乳腺结构不良症。其发病原因尚未明确，临床表现为乳房的疼痛、肿块和乳头溢液。

青皮桃仁方

【药物组成】青皮120克，桃仁60克，米醋适量。

【贴敷方制法】将青皮浸于米醋中24~48小时，然后风干，研成细末后用清水调成糊状。

【选穴】患处。

【用法】取适量上述糊状，敷于患处，用纱布覆盖，胶布固定。每日1次。

玫瑰方

【药物组成】玫瑰花20克，佛手20克，麦芽20克，香附20克，蒲公英20克。

【贴敷方制法】上述药物均用鲜品，一同捣烂。

【选穴】患处。

【用法】将捣烂后的上述药物贴敷于患处。每日1次。

乳腺增生方

【药物组成】瓜蒌20克，当归20克，茯苓20克，赤芍20克，丹参20克，红花20克，芒硝20克，鸡血藤20克，香附20克。

【贴敷方制法】将上述药物碾碎，装入布袋（图8-1-1）。

【选穴】患处。

【用法】将上述布袋上锅蒸热后外敷于患处，注意热敷时不可过热，防止烫伤皮肤。每日2次。

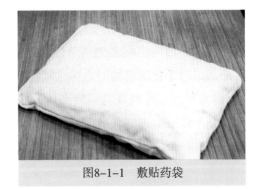

图8-1-1　敷贴药袋

专家提示

① 重视乳房疾病的普查与自我检查。

② 积极预防、治疗相关妇科疾病和内分泌系统疾病。

③ 慎用含雌激素高的美容护肤养颜之品。

④ 起居有规律，劳逸结合。

第二节 乳痈

乳痈，西医学称之为"急性化脓性乳腺炎"，是指乳汁排出不畅，乳房红肿疼痛，以至于化脓成痈的急性化脓性疾病。多发于产后哺乳的产妇当中，以产后1~4周常见。主要表现为寒战高热，乳腺肿胀、肿块触痛，表面皮肤红热，当病情控制不佳时，患侧乳房疼痛呈搏动性，同时还可在腋窝发现肿大的淋巴结，甚至出现脓毒血症。

朴硝方

【药物组成】朴硝30克。

【贴敷方制法】将朴硝装入纱布袋中（图8-2-1）。

【选穴】患处。

【用法】将上述布袋覆盖于患处，以胶布固定。每日2次。

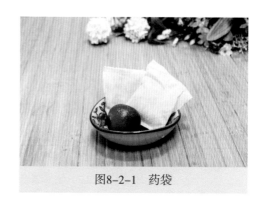

图8-2-1 药袋

仙人掌外敷方

【药物组成】新鲜仙人掌或仙人球适量。

【贴敷方制法】去除仙人掌或者仙人球表面的刺和绒毛，洗干净，捣烂。

【选穴】患处。

【用法】将捣烂的仙人掌敷于乳房红肿的部位，上面盖上纱布，每天都换数次以使仙人掌保持湿润，直至红肿消退为止。

大黄芒硝膏

【药物组成】生大黄30克，芒硝30克。

【贴敷方制法】将上述药物研成细末，用清水调成糊状。

【选穴】患处。

【用法】取适量上述药糊涂于患处，用纱布覆盖，胶布固定。每日2次。

乳痈是妇产科常见疾病，预防以及病后防变极为重要。

① 产妇应注意妊娠期乳房卫生，妊娠最后2个月，经常用肥皂水或清水擦洗乳头；或用70%酒精（或烧酒）棉球涂擦乳头、乳晕，以增强乳头的抵抗力。

② 矫正乳头凹陷。在妊娠中期就要设法纠正乳头凹陷。可用吸乳器吸引，1～2次/天；也可行乳房按摩，或经常用手牵拉。

③ 正确哺乳，每次哺乳时应双侧乳房轮流哺喂，并不断改变抱婴姿势，使乳腺管充分吸空。

④ 保持乳汁排出通畅，乳汁的淤积是发病的重要因素，故应定时哺乳，哺乳后要排尽剩余乳汁。

⑤ 及时处理乳头皲裂。

⑥ 加强婴儿口腔护理，注意婴儿口腔的清洁，可每天用清水轻擦婴儿口腔黏膜和牙龈1～2次；不让婴儿含乳而睡。

第三节　痛经

痛经，是指经期及其前后出现的下腹部痉挛性疼痛，并伴有全身不适。轻者仅表现为小腹疼痛，伴腰背部疼痛，严重者可伴有心悸、恶心呕吐、胃痛、腹泻、倦怠乏力、手脚冰凉、冷汗不断，甚至晕厥等症状，极大地影响女性的正常生活，主要分为原发性和继发性痛经。原发性痛经是周期性月经期痛但没有器质性病变，而继发性痛经则有其他的妇科疾病，例如子宫肌瘤等。

痛经宁

【适应证】气滞血瘀型痛经。表现为行经前或行经期间小腹胀痛或绞痛，伴胸胁乳房胀痛，经行不畅，经色深暗，可有血块，块出痛减。

【药物组成】当归15克，川芎10克，乳香10克，没药10克，五灵脂9克，蒲黄9克，食醋适量。

【贴敷方制法】将上述药物研成细末，用食醋调成糊状。

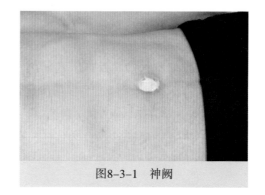

图8-3-1　神阙

【选穴】神阙穴（图8-3-1）。

【用法】取上述药糊涂于上述穴位，用纱布覆盖，胶布固定。

茱萸白芥子方

【适应证】寒湿内停型痛经。行经前或行经期间小腹疼痛，遇寒疼痛加重，温敷后疼痛减轻，伴有四肢不温，口唇色白等症。

【药物组成】吴茱萸30克，白芥子30克，食盐100克。

【贴敷方制法】将上述药物研磨成粉末，用清水拌成糊状。

【选穴】涌泉穴（图8-3-2）、关元穴（图8-3-3）。

【用法】取适量上述药糊涂于上述穴位，以纱布覆盖，胶布固定。用热水袋或炒热的盐粒装袋热敷，注意不可过热，以防烫伤皮肤。每日2~3次。

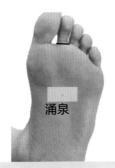

图8-3-2　涌泉

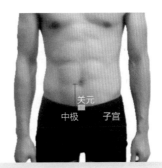

图8-3-3　关元

痛经散

【适应证】适用于各种痛经。

【药物组成】当归20克，延胡索20克，红花10克，胡椒10克，蚕沙6克。

【贴敷方制法】将上述药物研成细末，炒热后装入布袋内。

【选穴】阿是穴。

【用法】将上述布袋，热敷于痛处。注意热敷时不可过热，以防烫伤皮肤。每日1次。

专家提示

① 经期应注意保暖，忌冷、凉、生、冷刺激，防止寒邪侵袭。

② 注意休息，加强营养，增强体质。

③ 应尽量控制剧烈的情绪波动，避免强烈的精神刺激，保持心情愉快。

第四节　月经不调

月经不调是一种常见的妇科病，表现为月经周期或者是月经出血量异常，如经期提前（连续两次短于21天）、经期延迟（连续两次月经错后7天以上，甚至40～50天一次）、经期延长（经期超过7天）、月经中期出血。月经不调可伴有多种伴随症状，如疼痛、烦躁、周身不适等，病因可能是生殖系统器质性病变或功能异常。

补虚调经散

【适应证】适用于肾虚不固型。表现为经期提前或错后，量少色淡，质清稀，伴有腰膝酸痛，头晕耳鸣，小便清长等症状。

【药物组成】当归9克，肉桂9克，熟地9克，白芍6克，川芎6克，干姜6克，鹿茸3克，白酒适量。

【贴敷方制法】将上述几味药研磨成细末，用白酒调成糊状。

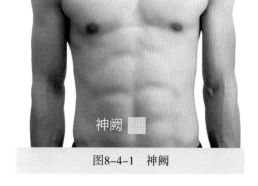

图8-4-1　神阙

【选穴】神阙穴（图8-4-1）。

【用法】取适量上述药糊填入穴位中，用纱布覆盖，胶布固定。用热水袋或炒热的盐粒装袋热敷，注意不可过热，以防烫伤皮肤。每日1次。

活血调经散

【适应证】适用于气滞血瘀型。表现为月经先后无定期，经行不畅，量时多时少，小腹胀痛或刺痛，胸胁胀满不舒等症状。

【药物组成】乳香、没药、白芍、川牛膝、丹参、山楂、广木香、红花各15克，冰片3克，生姜适量。

【贴敷方制法】将上述几味药研磨成细末，生姜捣烂，二者调成糊状。

【选穴】神阙穴、子宫穴（图8-4-2）。

【用法】取适量上述药糊涂于上述穴位，用纱布覆盖，胶布固定。每日1次。

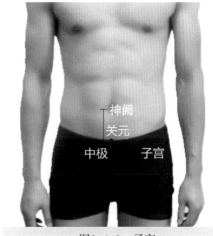

图8-4-2　子宫

痛经热敷袋

【适应证】适用于各型痛经。

【药物组成】益母草60克，夏枯草30克。

【贴敷方制法】将上述药物研碎，炒热后装入布袋内。

【选穴】气海穴（图8-4-3）。

【用法】将上述布袋，热敷于上述穴位。注意热敷时不可过热，以防烫伤皮肤。每日1次。

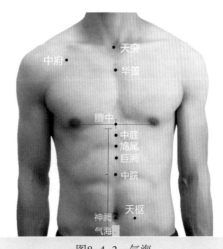

图8-4-3　气海

专家提示

① 调整日常生活与工作量，有规律地进行活动和锻炼，避免劳累。

② 保持情绪稳定，避免情绪激动和紧张。

③ 保持大便通畅，避免用力大便，多食水果及高纤维素食物。

④ 避免寒冷刺激，注意保暖。

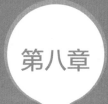

第八章 男科常见疾病

阳痿

　　阳痿，即勃起功能障碍，是指在性交过程中阴茎勃起的程度不够，不能插入阴道，或者不能够使性生活达到满意的时间。阳痿根据发病原因可分为心理性病变和器质性病变两种。

阳痿散

　　【药物组成】白蒺藜30克，细辛30克，生硫黄30克，吴茱萸15克，穿山甲10克，制马钱子10克，冰片5克。

　　【贴敷方制法】将上面几味药研磨成细末，用适量的水调和成糊状。

　　【选穴】神阙穴。

　　【用法】取适量上述药糊放入肚脐内，用纱布覆盖，胶布固定，外面用热水袋热敷穴位处。每2日1次。

兴阳膏

　　【药物组成】大附子、马蔺子、蛇床子、木香、吴茱萸、肉桂各10克。

　　【贴敷方制法】将上面几味药研磨成细末备用。

　　【选穴】神阙穴（图9-1-1）。

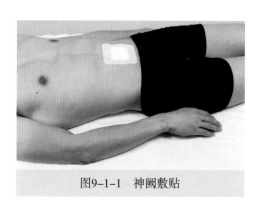

图9-1-1　神阙敷贴

【用法】将药粉加白面姜汁调成膏状，取4厘米见方的一块纱布，然后将药膏均匀涂抹在上面，然后将之贴到患者肚脐上即可，每日1次。

① 消除心理因素，不能因为一两次性交失败而沮丧担忧，缺乏信心。

② 节房事：长期房事过度，沉浸于色情，自慰过度导致精神疲乏，是导致阳痿的原因之一。

③ 提高身体素质：身体虚弱，过度疲劳，睡眠不足，紧张持久的脑力劳动，都是发病因素，应当积极从事体育锻炼，增强体质，并且注意休息，防止过劳，调整中枢神经系统的功能失衡。

④ 谨慎用药。

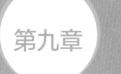

第九章　儿童常见疾病

第一节　小儿感冒

小儿感冒，顾名思义，就是小孩子得的感冒。小儿感冒以病毒性的感冒为主，全年均可发生，以冬春两季较多，临床表现为发热、咳嗽、精神不振、浑身无力等症状。本病具体可分为风寒感冒和风热感冒两种类型。

葱荷泥

【适应证】适用于风寒感冒。表现为发热较轻、无汗、流清涕、吐稀痰等症状。

【药物组成】葱白3克（图10-1-1），鲜荷叶3克。

【贴敷方制法】将上述两味药捣烂成泥状备用。

【选穴】神阙穴。

【用法】将上述药泥涂抹于肚脐内，用纱布覆盖，胶带固定，每日换药1次，连续用3日一般即可见效。

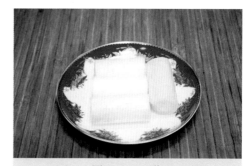

图10-1-1　葱

滋阴退热糊

【适应证】本方适用于风热感冒。表现为发热较重、有汗、流脓涕、吐浓痰等症状。

【药物组成】生地、百合、麦冬（图10-1-2）各10克，青蒿30克，地骨皮、胡黄连、知母、丹皮各9克。

【贴敷方制法】将上述几味药研一同研磨成末，然后用温水调和成糊状。

【选穴】神阙穴。

【用法】取适量上述药糊，直接抹于患儿的肚脐上，用纱布覆盖，胶带固定，每日1次，直至痊愈。

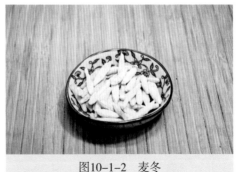

图10-1-2　麦冬

泻火退热泥

【适应证】本方适用于风热感冒。症状同上。

【药物组成】生石膏12克，银花9克，板蓝根9克，鲜西瓜皮15克。

【贴敷方制法】将上面几味药共同捣烂成泥，拌匀备用。

【选穴】神阙穴。

【用法】将上述药泥涂抹于患儿的肚脐上，用纱布覆盖，胶带固定，每天换药3次，连续2~3日。

专家
提示

① 积极锻炼，增强体质，防止上呼吸道感染。

② 讲卫生，避免发病诱因：衣服穿得过多或过少，室温过高或过低，天气骤变，环境污染和被动吸烟等，都是上呼吸道感染的诱因，应注意防范。

③ 避免交叉感染：接触病儿后要洗手，成人患者避免与健康儿接触。

第二节　小儿夜啼

小儿夜啼是指婴儿时期常见的一种睡眠障碍病。婴儿白天往往还是好好的，一到晚上就烦躁不安，哭闹不停。

镇静丹

【药物组成】丁香3粒，钩藤3克，蝉蜕2克。

【贴敷方制法】将上述几味药共同研磨成细末，用水调和成糊状。

【选穴】神阙穴。

【用法】先将肚脐稍作清洗，干后将上述药糊轻填入肚脐，用纱布覆盖，胶带固定，每2日换药1次。

吴茱萸倍砂糊

【药物组成】吴茱萸30克，五倍子15克，面粉15克，朱砂6克。

【贴敷方制法】将上述几味药共同研磨成细末，用清水调和成糊状。

【选穴】神阙穴、涌泉穴。

【用法】先将穴位处清理干净，将上述药糊敷到上述穴位，用纱布覆盖，胶带固定即可。

专家
提示

① 要注意防寒保暖，但也勿衣被过暖。

② 不可将婴儿抱在怀中睡眠，不通宵开启灯具，养成良好的睡眠习惯。

③ 婴儿无故啼哭不止，要注意寻找原因，如饥饿、过饱、闷热、寒冷、虫咬、尿布浸渍、衣被刺激等，除去引起啼哭的原因。

第三节　小儿疳积

疳积是1~5岁小儿常见的一种消化疾病，多因喂食过多所致，表现为肚腹胀大，青筋外露，面容萎靡，面黄肌瘦，毛发焦枯，不爱吃东西等症状。值得注意的是，随着生活水平的提高，小儿疳积产生的原因已由过去的营养不良转变为营养失衡。

消疳散

【适应证】适用于乳食积滞型。表现为面黄少华，毛发焦枯，烦躁爱哭，夜晚睡觉不安，腹部胀满，不爱吃东西，口中有乳酸臭味。

【药物组成】山楂20克，麦芽15克，陈皮12克，木香12克，莱菔子10克，姜黄6克，鸡内金6克，砂仁3克。

【贴敷方制法】将上述几味药研磨成细末，用清水调匀成糊状。

【选穴】中脘穴、胃俞穴（图10-3-1、图10-3-2）。

【用法】取适量上述药糊涂于上述穴位，用纱布覆盖，胶布固定。每日1次。

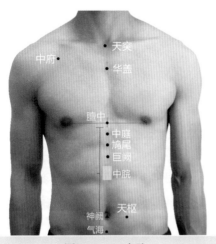

图10-3-1　中脘

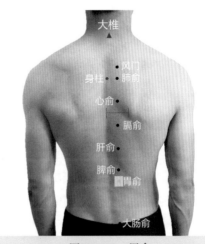

图10-3-2　胃俞

疳积散

【适应证】脾虚食滞型疳积。面容萎黄，形体消瘦，青筋外露，毛发焦枯，不爱吃东西，腹胀，大便不成形并夹有未消化的食物等症状。

【药物组成】白术30克，枳实15克，焦山楂15克，大黄10克，食醋适量。

【贴敷方制法】将上述药物研成细末，用食醋调成糊状。

【选穴】神阙穴。

【用法】取适量上述药糊涂于上述穴位，用纱布覆盖，胶布固定。每日1次。

疳积便方

【适应证】各种小儿疳积。

【药物组成】砂仁10克，白扁豆10克，莱菔子10克。

【贴敷方制法】将上述药物研成细末，用蜂蜜调成糊状。

【选穴】劳宫穴（图10-3-3）。

【用法】取适量上述药糊涂于上述穴位，用纱布覆盖，胶布固定。每日1次。

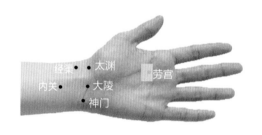

图10-3-3　劳宫

专家提示

① 在喂养方面，应注意遵循先稀后干、先素后荤、先少后多、先软后硬的原则。

② 注意营养搭配，营养要均衡，不可完全按照孩子的喜好来进食。

③ 必要时应中西医结合治疗，特别是对原发病、消耗性疾病的治疗。

第四节 麻疹

麻疹是由麻疹病毒引起的一种急性传染病。临床症状有发热、咳嗽、流涕、眼睛发红、口腔黏膜内有灰白色小点等症状。该病毒通过飞沫传播。

三鲜膏

【药物组成】鲜香菜、鲜紫苏叶、鲜葱白各30克。

【贴敷方制法】将上面三味药捣烂，加入少许的面粉，边加边捣，直至成为膏状，备用。

【选穴】涌泉穴、神阙穴。

【用法】将药膏先涂抹在4厘米见方的纱布上，然后再贴敷到患儿的涌泉穴和肚脐上，每日换药1次，直至疹子消退。

麻疹散

【药物组成】防风、全蝎、大黄、石膏、青黛各10克。

【贴敷方制法】将上述几味药研磨成细末，用蛋清调和药末成糊状。

【选穴】神阙穴。

【用法】取适量上述药糊涂于肚脐上，用纱布覆盖，胶布固定，每日换药1次。

专家
提示

① 多以清淡食物为主，给予容易消化富有营养的食物，补充足量水分。

② 避免受凉，锻炼身体，增强抵抗力，少去人多拥挤的公共场所。

第五节　水痘

水痘是由水痘-带状疱疹病毒初次感染所引起的急性传染病，主要发生在婴幼儿中间，以发热及出现周身性的红色斑丘疹、疱疹为特征，冬春两季多发。该病一旦得过，就会获得终身免疫能力，也有可能在多年后感染复发，发生带状疱疹。

葱头敷脐

【药物组成】葱头5个。

【贴敷方制法】将葱头捣碎备用（图10-5-1）。

【选穴】神阙穴。

【用法】将捣碎的葱头放入患儿肚脐内即可。

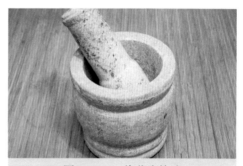

图10-5-1　将葱头捣碎

清热透痘糊

【药物组成】鲜薄荷、鲜金银花、鲜浮萍、鲜紫苏叶、鲜芦根各30克。

【贴敷方制法】将上述几味药捣烂成泥。

【选穴】神阙穴。

【用法】取药泥适量，贴敷于神阙穴上约1厘米厚，外面盖上纱布，并且用胶布固定，每天换药2次。

> **专家提示**
>
> ① 帮孩子养成良好的卫生习惯，勤洗手，以免传染病交叉感染。
>
> ② 学校教室内要经常开窗通风，保持室内环境整洁。
>
> ③ 疾病流行期间健康儿童应尽量不到公共娱乐场所去玩，也不去病儿家串门，以防接触传染。

第六节　流行性腮腺炎

流行性腮腺炎，俗称"痄腮"，是由腮腺炎病毒引起的一种儿童中间常见的呼吸道传染病。主要表现为发热、恶心呕吐，腮部肿大。一般腮肿先见于一侧，继而见于另一侧，也有些患者是两侧同时肿大；肿大边缘不清，按之有弹性，伴随张口不利，咀嚼疼痛；严重者可伴随其他腺体和中枢神经系统受累。本病以冬春季节多见，好发于儿童。

茱杖散

【药物组成】吴茱萸9克，虎杖5克，紫花地丁6克，胆南星3克。

【贴敷方制法】将上述药物研磨成细末，用醋适量调成糊状。

【选穴】涌泉穴。

【用法】取适量上述药糊，涂于患者上述穴位，上盖塑料薄膜，用纱布覆盖，胶布固定。每日1次。

赤小豆散

【药物组成】赤小豆30克，大黄15克，青黛30克，芒硝15克，鸡蛋1枚。

【贴敷方制法】将上述药物研成细末，用鸡蛋清调成糊状。

【选穴】患处。

【用法】取适量上述药糊，涂于患者上述穴位，用纱布覆盖，胶布固定。每日2~3次。

大青叶粉

【药物组成】大青叶150克。

【贴敷方制法】将大青叶捣碎成粉末，加适量水调和成糊状备用。

【选穴】患处。

【用法】直接将药糊敷于患处，一天敷2次，每次2个小时左右。

专家
提示

① 保持口腔清洁，预防细菌感染。

② 给予营养、易消化的半流质饮食，避免酸、辣、甜味及硬而干燥的食物，防止腮腺肿胀、疼痛加剧。

③ 降温，保证休息，防止过劳。

④ 发热伴有并发症者应卧床休息至热退，鼓励患儿多饮水以利汗液蒸发散热，监测体温，高热可采用头部冷敷、温水或酒精浴进行物理降温或服用适量退热剂。

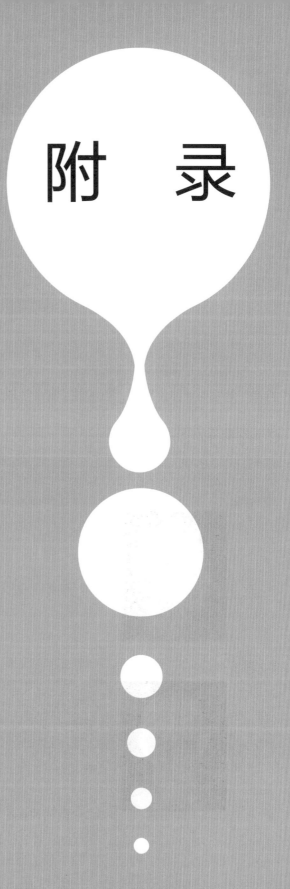

附　录

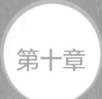

第十章　贴敷常用穴位速查

第一节　怎样找到穴位

腧穴的取穴准确与否直接影响了治疗效果的好坏，因此，为了取穴准确除了需要了解它的具体位置外，还需要了解中医取穴的特定分寸方法。

一、骨度分寸法

部位	示意图	起 止 点	折量分寸	度量法	说 明
头面部		前发际正中→后发际正中	12寸	直	用于确定头部经穴的纵向距离
		眉间（印堂）→前发际正中	3寸	直	用于确定前或后发际及其头部经穴的纵向距离
		第七颈椎棘突下（大椎）→后发际正中	3寸	直	/
		眉间（印堂）→后发际正中→第七颈椎棘突下（大椎）	18寸	直	/
		前额两发角（头维）之间	9寸	横	用于确定头前部经穴的横向距离
		耳后两乳突（完骨）之间	9寸	横	用于确定头后部经穴的横向距离

（续表）

部位	示意图	起 止 点	折量分寸	度量法	说　明
胸腹胁部		胸骨上窝（天突）→胸剑联合中点（歧骨）	9寸	直	用于确定胸部任脉穴的纵向距离
		胸剑联合中点（歧骨）→脐中	8寸	直	用于确定上腹部经穴的纵向距离
		脐中→耻骨联合上缘（曲骨）	5寸	直	用于确定下腹部经穴的纵向距离
		两乳头之间	8寸	横	用于确定胸腹部经穴的横向距离
		腋窝顶点→第11肋游离端（章门）	12寸	直	用于确定胁肋部经穴的纵向距离
背腰部		肩胛骨内缘→后正中线	3寸	横	用于确定背腰部经穴的横向距离
		肩峰缘→后正中线	8寸	横	用于确定肩背部经穴的横向距离
上肢部		腋前、后纹头→肘横纹（平肘尖）	9寸	直	用于确定臂部经穴的纵向距离
		肘横纹（平肘尖）→腕掌（背）侧横纹	12寸	直	用于确定前臂部经穴的纵向距离

（续表）

部位	示意图	起 止 点	折量分寸	度量法	说 明
下肢部		耻骨联合上缘→股骨内上髁上缘	18寸	直	用于确定下肢内侧足三阴经穴的纵向距离
		胫骨内侧髁下方→内踝尖	13寸	直	用于确定下肢内侧足三阴经穴的纵向距离
		股骨大转子→腘横纹	19寸	直	用于确定下肢外后侧足三阳经穴的纵向距离
		腘横纹→外踝尖	16寸	直	用于确定下肢外后侧足三阳经穴的纵向距离

二、指寸标准取穴法

指寸标准取穴法又称手指同身寸法，是以自己的手指为标准进行测量标准取穴。常用的手指同身寸有以下3种。

（1）中指同身寸：屈中指，以患者中指中节两端纹头之间的距离作为1寸。

（2）拇指同身寸：以患者拇指的指间关节（拇指横纹处）的宽度作为1寸。

（3）横指同身寸：将患者食指、中指、环指和小指四指并拢，以中指中节横纹为标准画一条横线，其四指的宽度作为3寸。

此两种方法为较常用方法，可根据具体情况灵活应用。

第二节　人体上的那些经穴

一、十四经穴

经穴是经络和腧穴的统称，十四经穴即十二正经（手太阴肺经、手阳明大肠经、足阳明胃经、足太阴脾经、足少阴心经、手太阳小肠经、足太阳膀胱经、足少阴肾经、手厥阴心包经、手少阳三焦经、足少阳胆经、足厥阴肝经）及任脉，督脉以及分布其上的腧穴，下面就贴敷常用经穴介绍如下。

（一）手太阴肺经

中府

【标准取穴】在胸部，横平第一肋间隙，锁骨下窝外侧，前正中线旁开6寸。

【简易取穴】当双手叉腰时，锁骨外下缘有一个三角形的凹窝，此处为云门穴，云门穴直下1寸便为中府穴。

【功能主治】咳嗽，气喘，胸痛，肩背痛。

云门

【标准取穴】在胸部，锁骨下窝凹陷中，肩胛骨喙突内缘，前正中线旁开6寸。

【简易取穴】见中府取穴法。

【功能主治】咳嗽，气喘，胸痛。

尺泽

【标准取穴】在肘区，肘横纹上，肱二头肌腱桡侧缘凹陷中。

【简易取穴】手掌面向上，微屈肘，在肘弯处可以摸到一条大筋，在这个大筋的外侧，肘弯的横纹上便是尺泽穴。

【功能主治】咳嗽，气喘，咯血，胸部胀满；咽喉肿痛，小儿惊风；吐泻，绞肠痧；肘臂挛痛。

孔最

【标准取穴】在前臂前区，腕掌侧远端横纹上7寸，尺泽与太渊连线上。

【简易取穴】从尺泽穴（肘横纹）与太渊穴（腕横纹）连线共12寸，沿线在腕横纹上7寸处便是孔最穴。

【功能主治】咯血，衄血。

列缺

【标准取穴】在前臂，腕掌侧远端横纹上1.5寸，拇短伸肌腱与拇长展肌腱之间，拇长展肌腱沟的凹陷中。

【简易取穴】左右两手虎口相交叉，一手的食指压在另一手的腕后高骨上，食指指尖所在的地方有一凹陷，便是列缺穴。

【功能主治】咳嗽，气喘，咽喉肿痛等肺系病证；头痛，牙痛，项部强痛，口眼歪斜等头项部疾患。

经渠

【标准取穴】在前臂前区，腕掌侧远端横纹上1寸，桡骨茎突与桡动脉之间。

【简易取穴】手侧伸，拇指与掌心向上，距腕横纹1寸的桡动脉搏动处。

【功能主治】咳嗽、咽喉肿痛、哮喘、胸痛、手腕痛等病证。

太渊

【标准取穴】在腕前区，桡骨茎突与舟状骨之间，拇长展肌腱尺侧凹陷中。

【简易取穴】仰掌，掌后第一横纹靠拇指那边（桡侧）可以摸到脉搏跳动的地方，便是太渊穴。

【功能主治】胸肺疾病，无脉症。

鱼际

【标准取穴】在手外侧，第一掌骨桡侧中点赤白肉际处。

【简易取穴】手掌与手指接连处的关节为掌指关节，从拇指掌指关节指向腕的为第一掌骨，从食指掌指关节指向腕的为第二掌骨，以此类推。本穴在手掌面第一掌骨的1/2处。

【功能主治】咽喉肿痛。

少商

【标准取穴】在手指，拇指末节桡侧，指甲根角侧上方0.1寸。

【简易取穴】在大拇指远离食指那一侧（桡侧），沿指甲侧缘作一纵线，再沿指甲根部作一横线，两线的交点处便是少商穴。

【功能主治】咽喉肿痛，鼻衄，热病，昏迷等肺系实热证；癫狂。

（二）手阳明大肠经

商阳

【标准取穴】在手指，食指末节桡侧，指甲根角侧上方0.1寸。

【简易取穴】在食指靠近大拇指侧（桡侧），沿指甲侧缘作一纵线，再沿指甲根部作一横线，两线的交点处便是商阳穴。

【功能主治】齿痛，咽喉肿痛等五官疾患；热病，昏迷等。

三间

【标准取穴】在手背，第二掌指关节桡侧近端凹陷中。

【简易取穴】在食指与手掌连接处的关节（食指掌指关节）靠近大拇指侧（桡侧），关节后方靠近掌的骨头后方的凹陷处。

【功能主治】咽喉肿痛，牙痛；腹胀，腹痛，肠鸣，洞泄。

合谷

【标准取穴】在手背，第二掌骨桡侧的中点处。

【简易取穴】拇、食两指张开，另一手的拇指指关节横纹放在虎口上，拇指指尖到达的位置就是合谷穴。

【功能主治】热病无汗；头痛目眩，鼻塞，鼻衄，鼻渊，耳聋耳鸣，目赤肿痛，眼睑下垂，牙痛，龋肿，咽喉肿痛，口疮，口噤，口眼歪斜，舌痛；胃腹痛，便秘，痢疾；月经不调，痛经，经闭，滞产，胎衣不下，恶露不止，乳少；瘾疹，皮肤瘙痒，荨麻疹；止痛要穴；化痰要穴。

阳溪

【标准取穴】在腕区，腕背侧远端大横纹桡侧，桡骨茎突远端，解剖学"鼻烟窝"凹陷中。

【简易取穴】拇指向上翘时，拇指下方手腕部出现两条筋，与两骨构成一个凹窝，凹窝正中便是阳溪穴。

【功能主治】手腕痛；头痛，目赤肿痛，耳聋等头面五官疾患。

手三里

【标准取穴】在前臂，肘横纹下2寸，阳溪与曲池连线上。

【简易取穴】掌面向下，曲池直下2寸，靠近拇指侧骨头（桡骨）内侧便是手三里穴。

【功能主治】腹痛手臂肿痛，上肢不遂。

曲池

【标准取穴】在肘区，尺泽与肱骨外上髁连线的中点处。

【简易取穴】手握拳，拳眼向上，屈肘使前臂与上臂成90度角，肘横纹纹头所在处便是曲池穴。

【功能主治】外感疾患：咽喉肿痛，咳嗽，气喘，热病。胃肠疾患：腹痛，吐泻，痢疾，肠痈，便秘。头面疾患：齿痛，目赤痛，目不明。皮肤病：疮，疥，瘾疹，丹毒。神志疾患：心中烦满，癫狂，善惊，头痛。手臂肿痛，上肢不遂，手肘肩无力，臂神经疼痛。高血压。

肘髎

【标准取穴】在肘区，肱骨外上髁上缘，髁上嵴的前缘。

【简易取穴】屈肘，从曲池穴向外斜上1寸。

【功能主治】肩臂肘疼痛，上肢麻木，拘挛，嗜卧。

肩髃

【标准取穴】在三角肌区，肩峰外侧缘前端与肱骨大结节两骨间凹陷中。

【简易取穴】胳膊平举，肩关节上会出现两个凹窝，在前方的那个凹窝（在骨缝处）便是肩髃穴。

【功能主治】上肢疾患：肩臂痛，手臂挛急，肩痛，半身不遂。

口禾髎

【标准取穴】在面部，横平人中沟上1/3与下2/3的交点，鼻孔外缘直下。

【简易取穴】先定人中沟上1/3与下2/3交点的水沟穴，然后外移0.5寸。

【功能主治】鼻疮，鼻衄，息肉，鼻塞，不辨香臭，鼻流清涕，尸厥，口噤不开，口歪。

迎香

【标准取穴】在面部，鼻翼外缘中点旁，鼻唇沟中。

【简易取穴】鼻翼两边向下各有一条沟叫鼻唇沟，鼻翼两边中点与鼻唇沟中间便是迎香穴。

【功能主治】鼻塞，鼻衄，口眼歪斜等局部病证；胆道蛔虫症。

（三）足阳明胃经

承泣

【标准取穴】在面部，眼球与眶下缘之间，瞳孔之下。

【简易取穴】眼睛直视，眼球与下眼眶骨之间靠近下眼眶骨缘。

【功能主治】眼睑𬇛动，目赤肿痛，迎风流泪，夜盲，近视等目疾；口眼歪斜，面肌痉挛。

四白

【标准取穴】 在面部，眶下孔处。

【简易取穴】 眼睛直视，下眼眶骨下约0.3寸的位置可以摸到一个凹窝，凹窝处便是四白穴。

【功能主治】 目赤痛痒，眼睑瞤动，面痛，目翳等目疾；口眼歪斜，三叉神经痛，面肌痉挛等面部病证；头痛，眩晕。

地仓

【标准取穴】 在面部，口角旁开0.4寸（指寸）。

【简易取穴】 四白穴直下方，与嘴角平齐的地方就是地仓穴，横距嘴角约0.4寸。

【功能主治】 口眼歪斜，流涎，唇缓不收，齿痛颊肿等局部病证。

颊车

【标准取穴】 在面部，下颌角前上方一横指（中指）。

【简易取穴】 牙关紧咬，在下颌骨处有一凸起的肌肉，在此肌肉隆起最高处按压有酸痛感，便是颊车穴。

【功能主治】 口眼歪斜，牙关紧闭，齿痛。

下关

【标准取穴】 在面部，颧弓下缘中央与下颌切迹之间凹陷中。

【简易取穴】 耳朵前面的小凸起（耳屏）前方一横指处便是下关穴，即颧骨弓下的凹窝处，张嘴时此处会鼓起。

【功能主治】 牙关不利，三叉神经痛，齿痛，口眼歪斜等面口病证；耳聋，耳鸣，聤耳等耳部疾患。

头维

【标准取穴】 在头部，额角发际直上0.5寸，头正中线旁开4.5寸。

【简易取穴】 两眉头中点直上入发际线0.5寸处作横线，耳朵前鬓角前直上作纵线，两线的交点便是头维穴。

【功能主治】 头痛，目眩，目痛等头目病证。

人迎

【标准取穴】 在颈部，横平喉结，胸锁乳突肌前缘，颈总动脉搏动处。

【简易取穴】 喉结旁1.5寸处可以摸到颈动脉的搏动，搏动的内侧便是人迎穴。

【功能主治】胸满气逆，咽喉肿痛，瘰疬，高血压。

水突

【标准取穴】在颈部，横平环状软骨，胸锁乳突肌前缘。

【简易取穴】头向同侧仰，面转向对侧可以摸到颈部有一块条形肌肉（胸锁乳突肌），人迎下方1寸，条形肌肉的前缘便是水突穴。

【功能主治】咳逆上气，喘息气短不得卧，咽喉肿痛，瘿瘤，瘰疬，肩肿，呃逆等。

缺盆

【标准取穴】在颈外侧区，锁骨上大窝，锁骨上缘凹陷中，前正中线旁开4寸。

【简易取穴】前耸肩可以摸到锁骨上有一凹陷，凹陷正中便是缺盆穴。

【功能主治】呼吸喘鸣，咽喉肿痛。

承满

【标准取穴】在上腹部，脐中上5寸，前正中线旁开2寸。

【简易取穴】仰卧，平脐上5寸，前正中线旁开2寸。

【功能主治】消化系统疾病：胃痛，呕吐，腹胀，肠鸣，食欲不振等。

天枢

【标准取穴】在腹部，横平脐中，前正中线旁开2寸。

【简易取穴】仰卧，肚脐眼正中左右旁开2寸便是天枢穴。

【功能主治】腹痛，腹泻，肠胀气，痢疾，便秘，呕吐。

水道

【标准取穴】在下腹部，脐中下3寸，前正中线旁开2寸。

【简易取穴】肚脐正中直下为3寸为关元穴，关元左右旁开2寸就是水道穴。

【功能主治】便秘，腹痛，小腹胀痛，痛经，小便不利。

气冲

【标准取穴】在腹股沟区，耻骨联合上缘，前正中线旁开2寸，动脉搏动处。

【简易取穴】肚脐下6寸，旁开2寸可以摸到有动脉搏动，此处便是气冲穴。

【功能主治】阳痿，疝气，不孕，腹痛，月经不调。

髀关

【标准取穴】在股前区，股直肌近端、缝匠肌与阔筋膜张肌3条肌肉之间凹陷中。

【简易取穴】正坐屈膝90度，手掌后第一横纹中点压在膝盖上缘中点处，手指并拢压在大腿上，在中指尖到达的地方做一标记，然后继续以手掌后第一横纹中点压在该标记上，手指平伸，中指尖到达的位置便是髀关穴。

【功能主治】腰膝疼痛，下肢酸软麻木。

伏兔

【标准取穴】在股前区，髌底上6寸，髂前上棘与髌底外侧端的连线上。

【简易取穴】正坐屈膝90度，手掌后第一横纹中点压在膝盖上缘中点处，手指并拢压在大腿上，在中指尖到达的地方便是伏兔穴。

【功能主治】腰膝疼痛，下肢酸软麻木，足麻不仁。

梁丘

【标准取穴】在股前区，髌底上2寸，股外侧肌与股直肌肌腱之间。

【简易取穴】正坐屈膝90度，膝盖上缘外侧直上2寸便是梁丘穴。

【功能主治】胃脘疼痛，肠鸣泄泻，膝脚腰痛。

犊鼻

【标准取穴】在膝前区，髌韧带外侧凹陷中。

【简易取穴】正坐屈膝90度，膝盖下面外侧凹窝的中点便是犊鼻穴。

【功能主治】膝部痛，膝脚腰痛，冷痹不仁。

足三里

【标准取穴】在小腿外侧，犊鼻下3寸，犊鼻与解溪连线上。

【简易取穴】正坐屈膝90度，从膝盖往下可以摸到一骨头，此为胫骨；犊鼻穴直下3寸（或4横指），距离胫骨1横指的地方便是足三里穴。

【功能主治】胃痛，呕吐，噎膈，腹胀，泄泻，便秘，痢疾等胃肠病证；下肢痿痹证；癫狂等心神病；乳痈，肠痈等外科疾患；虚劳诸证，为强壮保健要穴。

上巨虚

【标准取穴】在小腿外侧，犊鼻下6寸，犊鼻与解溪连线上。

【简易取穴】足三里直下3寸便是上巨虚穴。

【功能主治】泄泻，便秘，腹胀，肠鸣，肠痈。

下巨虚

【标准取穴】在小腿外侧，犊鼻下9寸，犊鼻与解溪连线上。

【简易取穴】上巨虚直下3寸便是下巨虚穴。

【功能主治】肠鸣腹痛。

丰隆

【标准取穴】在小腿外侧，外踝尖上8寸，胫骨前肌的外缘。

【简易取穴】外踝前缘（与外踝尖平齐的地方）与犊鼻连线的中点，距离胫骨约两横指的位置便是丰隆穴。

【功能主治】脾胃疾患：痰涎，胃痛，大便难。神志疾患：癫狂，善笑，痫证，多寐，脏躁，梅核气。心胸肺疾患：咳逆，哮喘。

解溪

【标准取穴】在踝区，踝关节前面中央凹陷中，长伸肌腱与趾长伸肌腱之间。

【简易取穴】踝部，脚弯前面正中的位置有两条筋，两筋中间的凹陷处便是解溪穴，与外踝尖平齐。

【功能主治】踝关节及其周围软组织疾患。

陷谷

【标准取穴】在足背，第二、三跖骨间，第二跖趾关节近端凹陷中。

【简易取穴】从内庭穴直上约一横指的地方，正好处在第二、三跖趾关节（脚趾根部的关节便为跖趾关节）的后方。

【功能主治】足背肿痛。

内庭

【标准取穴】在足背，第2、3趾间，趾蹼缘后方赤白肉际处。

【简易取穴】在脚第二、三趾的趾缝正中略后一些大约半横指的地方便是内庭穴即第二、三跖趾关节前方。

【功能主治】胃肠疾患：腹痛，腹胀，泄泻，痢疾。头面疾患：齿痛，头面痛，口歪，喉痹，鼻衄。神志疾患：心烦，失眠多梦，狂证。壮热不退。足背肿痛，趾跖关节痛。

历兑

【标准取穴】在足趾，第2趾末节外侧，指甲根角侧后方0.1寸。

【简易取穴】本穴在脚第二趾外侧（靠小趾侧），沿外侧指甲缘作一纵线，再沿指甲根作一横线，两线的交点就是历兑穴。

【功能主治】齿痛，鼻衄，咽喉肿痛等实热性五官病证；热病；多梦，癫狂等神志疾患。

（四）足太阴脾经

公孙

【标准取穴】在跖区，第一跖骨底的前下缘赤白肉际处。

【简易取穴】足大趾内侧后方有一突起的关节，叫第一跖趾关节，该关节后方为第一跖骨，公孙穴就在第一跖趾关节后约1寸的位置，赤白肉际处，此处亦为第一跖骨的基底前下方，用手可以触摸到跖骨骨头。

【功能主治】脾胃肠疾患：呕吐，腹痛，胃脘痛，肠鸣，泄泻，痢疾。

三阴交

【标准取穴】在小腿内侧，内踝尖上3寸，胫骨内侧缘后际。

【简易取穴】内踝尖直上3寸（或四横指），靠近腿骨（胫骨）后缘的地方即为三阴交。

【功能主治】肠鸣，腹胀，腹泻等脾胃虚弱诸证；月经不调，痛经，带下，难产，阴挺，不孕等妇产科病证；遗精，阳痿，遗尿，水肿等生殖泌尿系统疾患；失眠，多梦，高血压，中风；下肢痿痹；阴虚诸证。

地机

【标准取穴】在小腿内侧，阴陵泉下3寸，胫骨内侧缘后际。

【简易取穴】伸足，靠近小腿骨（胫骨）内侧，阴陵泉下3寸（或四横指）。

【功能主治】腹胀腹痛，月经不调。

阴陵泉

【标准取穴】在小腿内侧，胫骨内侧髁下缘与胫骨内侧缘之间的凹陷中。

【简易取穴】膝部内侧有一高而圆的骨突起，此为胫骨内侧髁，阴陵泉在胫骨内侧髁下缘的凹陷处，约与膝下高骨（胫骨粗隆）下缘平齐。

【功能主治】腹痛，腹胀，水肿，小便不利或失禁，遗尿。

血海

【标准取穴】在股前区，髌底内侧端上2寸，股内侧肌隆起处。

【简易取穴】正坐屈膝90度，施术者面对受术者，用手掌掌心正对膝盖顶端，按在受术者的膝盖上，施术者拇指尖所在的位置便是血海穴，此处恰为大腿肌肉（股内收肌）突起的中点处。

【功能主治】腹胀，月经不调，荨麻疹。

箕门

【标准取穴】在股前区，髌底内侧端与冲门的连线上1/3与下2/3交点，长收肌和缝匠肌交角的动脉搏动出。

【简易取穴】正坐屈膝90度，血海直上6寸，大筋内侧的位置便是箕门穴。

【功能主治】小便不通，遗尿。

腹结

【标准取穴】在下腹部，脐中下1.3寸，前正中线旁开4寸。

【简易取穴】先取气海穴，在气海旁4寸再略向上0.2寸的地方。

【功能主治】绕脐腹痛，泄泻，疝气。

大横

【标准取穴】在腹部，脐中旁开4寸。

【简易取穴】肚脐旁开3.5寸，乳头直下的位置便是大横穴。

【功能主治】腹胀，腹痛，痢疾，泄泻，便秘。

大包

【标准取穴】在胸外侧区，第6肋间隙，在腋中线上。

【简易取穴】在腋中线上，腋下6寸的位置便是大包穴。

【功能主治】胸胁痛，气喘。

（五）手少阴心经

极泉

【标准取穴】在腋区，腋窝中央，腋动脉搏动处。

【简易取穴】张臂开腋，在腋窝内可以摸到动脉搏动，在搏动动脉的内侧便是极泉穴。

【功能主治】心痛，四肢不举。

少海

【标准取穴】在肘前区，横平肘横纹，肱骨内上髁前缘。

【简易取穴】屈肘90度，少海穴在肘关节内侧横纹头处。

【功能主治】心神疾患：心痛，癫狂，善笑，痫证。暴喑，肘臂挛痛，麻木。

灵道

【标准取穴】在前臂前区，腕掌侧远端横纹上1.5寸，尺侧腕屈肌腱的桡侧缘。

【简易取穴】手心向上，在小指侧（尺侧）掌后第一横纹可以摸到一个突出的圆骨，在此圆骨的里边有一条筋，顺着筋的里边直下1.5寸便是灵道穴，此处侧面看可以看到与手背的尺侧高骨头后缘平齐。

【功能主治】心痛，手麻不仁。

通里

【标准取穴】在前臂前区，腕掌侧远端横纹上1寸，尺侧腕屈肌腱的桡侧缘。

【简易取穴】取穴方法与灵道穴的相同，是在筋里边直下1寸，与手背的尺侧高骨头中点平齐。

【功能主治】心痛，头痛，头晕，盗汗。

阴郄

【标准取穴】在前臂前区，腕掌侧远端横纹上0.5寸，尺侧腕屈肌腱的桡侧缘。

【简易取穴】取穴方法与灵道穴相同，在筋里边直下0.5寸，与手背的尺侧高骨头前缘平齐。

【功能主治】心痛，盗汗，失语。

神门

【标准取穴】在腕前区，腕掌侧远端横纹尺侧端，尺侧腕屈肌腱的桡侧缘。

【简易取穴】取穴方法与灵道穴的相同，是在筋里面，掌后第一横纹上。

【功能主治】心痛，心烦，惊悸，怔忡，不寐，健忘，痴呆，癫狂痫等心与神志病证；高血压；胸胁痛。

少冲

【标准取穴】在手指，小指末节桡侧，指甲根角侧上方0.1寸（指寸）。

【简易取穴】手小指靠近无名指一侧为内侧，沿指甲内侧缘作一纵线，沿小指指甲根部作一横线，两线的交点处。

【功能主治】心悸，心痛，癫狂，昏迷等心及神志病证；热病；胸胁痛。

（六）手太阳小肠经

少泽

【标准取穴】在手指，小指末节尺侧，指甲根角侧上方0.1寸（指寸）。

【简易取穴】手小指外侧，沿小指外侧缘作一纵线，小指指甲根部作一横线，两线的交点处。

【功能主治】乳痈，乳汁少等乳疾；昏迷，热病等急证，热证；头痛，目翳，咽喉肿痛等头面五官病证。

后溪

【标准取穴】在手内侧，第五掌指关节尺侧近端赤白肉际凹陷中。

【简易取穴】小指外侧，小指与手掌相接处的关节（第五掌指关节）后方的凹陷处便是后溪穴，约处于握拳时掌横纹头赤白肉际处。

【功能主治】落枕，头项痛，指麻木，痉挛，癫痫。

腕骨

【标准取穴】在腕区，第五掌骨底与三角骨之间的赤白肉际凹陷中。

【简易取穴】沿后溪穴直上，可以摸到两骨结合部有一凹陷，此处便为腕骨穴。

【功能主治】头项痛，癫痫。

阳谷

【标准取穴】在腕后区，尺骨茎突与三角骨之间的凹陷中。

【简易取穴】沿腕骨穴直上，可以摸到一块小的骨头，继续可以摸到其后方有一凹陷，此处便是阳谷穴。

【功能主治】黄疸，消渴。

养老

【标准取穴】在前臂后区，腕背横纹上1寸，尺骨头桡侧凹陷中。

【简易取穴】屈肘，手掌向胸部，在腕部小指侧可以摸到一块小而圆的高骨，此为尺骨小头，从尺骨小头向上摸即可摸到有一骨缝，手指放在此处，当掌心转向下时，手指会感觉到被东西顶起，则手指所放的骨缝处便是养老穴。

【功能主治】目视不明，急性腰痛。

小海

【标准取穴】在肘后区，尺骨鹰嘴与肱骨内上髁之间凹陷中。

【简易取穴】本穴在肘关节里边，屈肘使掌心向上，肘尖最高点与肘里边高骨最高点之间有一凹陷，该处便是小海穴，用手指弹拨时会有麻窜感，也就是人们所说"麻筋"所在的位置。

【功能主治】癫狂，痫证。

肩贞

【标准取穴】在肩胛区，肩关节后下方，腋后纹头直上1寸。

【简易取穴】手自然下垂，腋窝后面的竖纹头直上1寸的位置便是肩贞穴。

【功能主治】肩胛痛，手臂麻痛。

臑俞

【标准取穴】在肩胛区，腋后纹头直上，肩胛冈下缘凹陷中。

【简易取穴】用手从腋窝后面的竖纹头一直向上推，当感觉推不动时，此处有一斜向的骨头（肩胛冈），在该骨头下缘手向上推不动的地方便是臑俞穴。

【功能主治】肩臂酸痛无力，肩肿，颈项瘰疬。

天宗

【标准取穴】在肩胛区，肩胛冈中点与肩胛骨下角连线上1/3与下2/3交点凹陷中。

【简易取穴】在取臑俞穴时推到的那块斜向骨（肩胛冈）下缘的中点处向下1寸的位置，便是天宗穴，此处稍用力按可以感觉到有凹陷。

【功能主治】肩胛痛，乳痈。

秉风

【标准取穴】在肩胛区，肩胛冈中点上方冈上窝中。

【简易取穴】在取臑俞穴时推到的那块斜向骨（肩胛冈）上缘中点处向上1寸的位置，便是秉风穴，此处稍用力按可以感觉到有凹陷。

【功能主治】肩胛疼痛不举。

曲垣

【标准取穴】在肩胛区，肩胛冈内侧端上缘凹陷中。

【简易取穴】在取臑俞穴时推到的那块斜向骨（肩胛冈）上缘的内侧端有一凹陷，此处便是曲垣穴，约在脊柱与肩端的中点处。

【功能主治】肩胛拘挛疼痛，肩胛疼痛不举，上肢酸麻，咳嗽等。

肩外俞

【标准取穴】在脊柱区，第一胸椎棘突下，后正中线旁开3寸。

【简易取穴】正坐低头，可以摸到脖子后面突起最大的脊柱骨，此为第七颈椎，从此再往下摸一个椎体，此为第一胸椎，在第一胸椎下方有一凹陷，此凹陷旁开3寸便是肩外俞穴。

【功能主治】肩背酸痛，颈项强急，上肢冷痛等。

肩中俞

【标准取穴】在脊柱区，第七颈椎棘突下，后正中线旁开2寸。

【简易取穴】同肩外俞，摸到第七颈椎时，其下有一凹陷，该处旁开2寸便是肩中俞穴。

【功能主治】咳嗽，肩背酸痛，颈项强急。

天窗

【标准取穴】在颈部，横平喉结，胸锁乳突肌的后缘。

【简易取穴】头向同侧仰，面转向对侧可以摸到颈部有一条形肌肉（胸锁乳突肌），喉结平开3.5寸，该肌肉的后缘便是天窗穴。

【功能主治】耳鸣，耳聋，咽喉肿痛，颈项强痛，暴喑以及颈椎病。

天容

【标准取穴】在颈部，下颌角后方，胸锁乳突肌的前缘凹陷中。

【简易取穴】下颌骨的两侧可以摸到2个角（下颌角），在下颌角后面，可以摸到一条大筋，该筋前缘下颌角后面有一凹陷，凹陷处便是天容穴。

【功能主治】耳鸣，耳聋，咽喉肿痛，颈项强痛。

颧髎

【标准取穴】在面部，颧骨下缘，目外眦直下凹陷中。

【简易取穴】外眼角直下，颧骨下缘的凹窝处便是颧髎穴，约与鼻翼下缘平齐。

【功能主治】口眼歪斜，眼睑𬌗动，齿痛，三叉神经痛等面部病证。

听宫

【标准取穴】在面部，耳屏正中与下颌骨髁突之间的凹陷中。

【简易取穴】张开嘴的时候，耳朵前面的小凸起（耳屏）正中前方的凹陷便是听宫穴。

【功能主治】耳鸣、耳聋、聤耳等耳疾；齿痛。

（七）足太阳膀胱经

膀胱经取穴小贴士：

膀胱经在背部的穴位共分为两排，第一排各穴在距离脊柱1.5寸处，第二排各穴在距离脊柱3寸处。我们可以把脊柱正中到肩胛骨内侧缘的这段距离折合为3寸，取穴时先定好椎体然后再取1.5寸和3寸的位置。

对于椎体，我们应该首先知道，正常成人共有椎体26块，其中有颈椎4块，胸椎12块，腰椎5块，骶椎1块（未成年人5块），尾椎1块（未成年人4~5块）。定椎体时，我们可以从第七颈椎（正坐低头，可以摸到脖子后面突起最大的脊柱骨，此为第七颈椎）往下数，同时也可以找一些简单小技巧，如：与两肩胛骨下缘平齐的为第七胸椎下的位置；与两胯骨最高点平齐的为第四腰椎椎体的中点等。

睛明

【标准取穴】在面部，目内眦内上方眶内侧壁凹陷中。

【简易取穴】内眼角向外0.1寸再向上0.1寸的位置便是睛明穴，约在眼眶骨内缘。

【功能主治】目赤肿痛，流泪，视物不明，目眩，近视，夜盲，色盲等目疾；急性腰扭伤，坐骨神经痛；心动过速。

攒竹

【标准取穴】在面部，眉头凹陷中，额切迹处。

【简易取穴】眉毛的内侧端，入眉毛约0.1寸的位置便是攒竹穴，此处可以摸到眼眶骨上有一凹陷。

【功能主治】头痛，眼病。

眉冲

【标准取穴】在头部，额切迹直上入发际0.5寸。

【简易取穴】眉毛内侧端直上，入发际线约0.5寸的位置便是眉冲穴。

【功能主治】头痛，眩晕，鼻塞，癫痫。

通天

【标准取穴】在头部，前发际正中直上4寸，旁开1.5寸。

【简易取穴】先取百会穴，百会穴旁开1.5寸，然后再向前1寸便是通天穴。

【功能主治】头痛，眩晕，鼻塞，鼻出血，鼻渊。

天柱

【标准取穴】在颈后区，横平第二颈椎棘突上际，斜方肌外缘凹陷中。

【简易取穴】脖子后正中向上入头发边0.5寸，正中旁开1.3寸的位置便是天柱穴，此处为脖子后方大筋的外侧。

【功能主治】后头痛，项强，肩背腰痛等痹证；鼻塞；癫狂痫；热病。

大杼

【标准取穴】在脊柱区，第一胸椎棘突下，后正中线旁开1.5寸。

【简易取穴】正坐低头，可以摸到脖子后面突起最大的脊柱骨，此为第七颈椎，从此再往下摸一个椎体，此为第一胸椎，在第一胸椎下方有一凹陷，该凹陷旁开1.5寸便是大杼穴。

【功能主治】颈项强，肩背痛，喘息，胸胁支满。

风门

【标准取穴】在脊柱区，第二胸椎棘突下，后正中线旁开1.5寸。

【简易取穴】同大杼穴，找到第一胸椎再朝下摸一个胸椎，此为第二胸椎，第二胸椎下方的凹陷旁开1.5寸便是风门穴。

【功能主治】伤风咳嗽，发热头痛。

肺俞

【标准取穴】在脊柱区，第三胸椎棘突下，后正中线旁开1.5寸。

【简易取穴】同大杼穴，找到第三胸椎，第三胸椎下凹陷旁开1.5寸便是肺俞穴。

【功能主治】咳嗽上气，胸满喘逆，脊背疼痛。

厥阴俞

【标准取穴】在脊柱区，第四胸椎棘突下，后正中线旁开1.5寸。

【简易取穴】同大杼穴，找到第四胸椎，第四胸椎下凹陷旁开1.5寸便是厥阴俞。

【功能主治】心痛，心悸，胸闷。

心俞

【标准取穴】在脊柱区，第五胸椎棘突下，后正中线旁开1.5寸。

【简易取穴】同大杼穴，第五胸椎下凹陷旁开1.5寸便是心俞。

【功能主治】心胸疾患：胸引背痛，心痛，心悸，心烦胸闷，气喘，咳嗽咯血。神志疾患：癫狂，痫证，失眠，健忘，悲愁恍惚。胃肠疾患：呕吐不食，噎膈。肩背痛，痈疽发背。梦遗，盗汗，溲浊。

膈俞

【标准取穴】在脊柱区，第七胸椎棘突下，后正中线旁开1.5寸。

【简易取穴】与两肩胛骨下缘平齐的为第七胸椎下的位置，第七胸椎下凹陷旁开1.5寸便是膈俞。

【功能主治】血证：咯血，衄血，便血，产后败血冲心。心胸疾患：心痛，心悸，胸痛，胸闷。脾胃疾患：呕吐，呃逆。盗汗。皮肤病。

肝俞

【标准取穴】在脊柱区，第九胸椎棘突下，后正中线旁开1.5寸。

【简易取穴】同膈俞穴，第九胸椎下凹陷旁开1.5寸便是肝俞。

【功能主治】胁痛，黄疸等肝胆疾患；目赤，目视不明，夜盲，迎风流泪等目疾；癫狂痫；脊背痛。

胆俞

【标准取穴】在脊柱区，第十胸椎棘突下，后正中线旁开1.5寸。

【简易取穴】同膈俞穴，第十胸椎下凹陷旁开1.5寸便是胆俞。

【功能主治】黄疸，肺痨。

脾俞

【标准取穴】在脊柱区，第十一胸椎棘突下，后正中线旁开1.5寸。

【简易取穴】同膈俞穴，第十一胸椎下凹陷旁开1.5寸便是脾俞。

【功能主治】脾胃肠疾患：腹胀，呕吐，泄泻，痢疾，完谷不化，噎膈，胃痛；血证：吐血，便血，尿血；消渴。

胃俞

【标准取穴】在脊柱区，第十二胸椎棘突下，后正中线旁开1.5寸。

【简易取穴】同膈俞穴，第十二胸椎下凹陷旁开1.5寸便是胃俞。

【功能主治】胃脘痛，反胃，呕吐，肠鸣，泄泻，痢疾，小儿疳积。

三焦俞

【标准取穴】在脊柱区，第一腰椎棘突下，后正中线旁开1.5寸。

【简易取穴】与两胯骨最高点平齐的为第四腰椎椎体的中点，向上摸到第一腰椎，第一腰椎下凹陷旁开1.5寸便是三焦俞。

【功能主治】水肿，小便不利，遗尿，腹水，肠鸣泄泻。

肾俞

【标准取穴】在脊柱区，第二腰椎棘突下，后正中线旁开1.5寸。

【简易取穴】同三焦俞，第二腰椎下凹陷旁开1.5寸便是肾俞。

【功能主治】遗精，阳痿，月经不调，白带，不孕；遗尿，小便不利，水肿，腰膝酸痛；目昏，耳鸣，耳聋。

气海俞

【标准取穴】在脊柱区，第三腰椎棘突下，后正中线旁开1.5寸。

【简易取穴】同三焦俞，第三腰椎下凹陷旁开1.5寸便是气海俞。

【功能主治】痛经，痔漏，腰痛，腿膝不利。

大肠俞

【标准取穴】在脊柱区，第四腰椎棘突下，后正中线旁开1.5寸。

【简易取穴】与两胯骨最高点平齐的为第四腰椎椎体的中点，第四腰椎下凹陷旁开1.5寸便是大肠俞。

【功能主治】腹痛，腹胀，泄泻，肠鸣，便秘，痢疾，腰脊强痛等。

关元俞

【标准取穴】在脊柱区，第五腰椎棘突下，后正中线旁开1.5寸。

【简易取穴】同大肠俞，第五腰椎下凹陷旁开1.5寸便是关元俞。

【功能主治】腹胀，泄泻，小便不利，遗尿，腰痛。

小肠俞

【标准取穴】在骶区，横平第一骶后孔，骶正中嵴旁开1.5寸。

【简易取穴】同大肠俞，第一骶椎下凹陷旁开1.5寸便是小肠俞。

【功能主治】痢疾，泄泻，疝气，痔疾。

膀胱俞

【标准取穴】在骶区，横平第二骶后孔，骶正中嵴旁开1.5寸。

【简易取穴】同大肠俞，第二骶椎下凹陷旁开1.5寸便是膀胱俞。

【功能主治】小便赤涩，癃闭，遗尿，遗精。

上髎、次髎、中髎、下髎（八髎）

【标准取穴】在骶区，上髎正对第一骶后孔中，次髎正对第二骶后孔中，中髎正对第三骶后孔中，下髎正对第四骶后孔中。

【简易取穴】这四个穴位在骶骨后方的四个骶后孔内，标准取穴时，以食指按在小肠俞与脊柱正中线的中点处，小指按在尾骨上方的圆骨突起（骶角）的上方，中指和无名指以相同的距离自然分开按放，则食指下为上髎，中指下为次髎，无名指下为中髎，小指下为下髎，左右共八穴，合称八髎穴。

【功能主治】月经不调，带下，遗精，阳痿，阴挺，二便不利，腰骶痛，膝软。

承扶

【标准取穴】在股后区，臀沟的中点。

【简易取穴】屁股与大腿后侧形成的横纹沟的中点处便是承扶穴。

【功能主治】腰，骶，臀，股部疼痛，下肢瘫痪，痔疮。

殷门

【标准取穴】在股后区，臀沟下6寸，股二头肌与半腱肌之间。

【简易取穴】承扶穴直下6寸便是殷门穴，正好处在屁股下横纹沟与膝后横纹连线的中点处。

【功能主治】腰，骶，臀，股部疼痛，下肢瘫痪。

委阳

【标准取穴】在膝部，腘横纹上，股二头肌腱的内侧缘。

【简易取穴】膝后正中横纹外侧端与膝后外侧大筋的内侧缘的交点处便是委阳穴。

【功能主治】小便淋沥，遗溺，癃闭，便秘。

委中

【标准取穴】在膝后区，腘横纹中点。

【简易取穴】膝后正中横纹上，两侧大筋的中间便是委中穴。

【功能主治】本经脉所过部位的疾患：腰脊痛，尻股寒，髀枢痛，风寒湿痹，半身不遂，筋挛急，脚弱无力，脚气。皮肤疾患：丹毒，疔疮，疖肿，肌衄，皮肤瘙痒。腹痛，吐泻。

膏肓

【标准取穴】在脊柱区，第四胸椎棘突下，后正中线旁开3寸。

【简易取穴】第四胸椎下凹陷旁开3寸的位置便是膏肓穴，即厥阴俞外开1.5寸的位置。

【功能主治】本穴用于治疗各种中医辨证属慢性虚损的病证：肺痨，咳嗽，气喘，盗汗，健忘，遗精，完谷不化。

膈关

【标准取穴】在脊柱区，第七胸椎棘突下，后正中线旁开3寸。

【简易取穴】第七胸椎下凹陷旁开3寸的位置便是膈关穴，即膈俞外开1.5寸的位置。

【功能主治】饮食不下，呕吐，嗳气，胸中噎闷，脊背强痛。

胃仓

【标准取穴】在脊柱区，第十二胸椎棘突下，后正中线旁开3寸。

【简易取穴】第十二胸椎下凹陷旁开3寸的位置便是胃仓穴，即胃俞外开1.5寸的位置。

【功能主治】胃痛，小儿食积，腹胀，水肿，脊背痛。

志室

【标准取穴】在腰区，第二腰椎棘突下，后正中线旁开3寸。

【简易取穴】第二腰椎下凹陷旁开3寸的位置便是志室穴，即肾俞外开1.5寸的位置。

【功能主治】遗精，阳痿，阴痛水肿，小便不利，腰脊强痛。

秩边

【标准取穴】在骶区，横平第四骶后孔，骶正中嵴旁开3寸。

【简易取穴】第四骶椎下凹陷旁开3寸的位置便是秩边穴。

【功能主治】腰骶痛，下肢痿痹，痔疾，大便不利，小便不利。

承山

【标准取穴】在小腿后区，腓肠肌两肌腹与肌腱交角处。

【简易取穴】站直，脚尖点地，脚跟抬起，小腿上会出现一个"人"字形，在"人"字的顶点处便是承山穴，如果没有"人"字，膝后正中横纹和脚跟上与外踝尖平齐处连线的中点便是承山穴。

【功能主治】痔疮，便秘，腰背疼，腿痛。

跗阳

【标准取穴】在小腿后区，昆仑直上3寸，腓骨与跟腱之间。

【简易取穴】昆仑穴直上3寸便是跗阳穴，位于大筋（跟腱）与骨（腓骨）之间。

【功能主治】头痛，腰骶痛，下肢痿痹，外踝肿痛。

昆仑

【标准取穴】在踝区，外踝尖与跟腱之间的凹陷中。

【简易取穴】与外踝尖平齐的外踝后缘与脚腕后面的大筋（跟腱）内侧的中点便是昆仑穴，此处为一凹陷。

【功能主治】头痛，腰骶疼痛。

仆参

【标准取穴】在跟区，昆仑直下，跟骨外侧，赤白肉际处。

【简易取穴】昆仑穴直下可以摸到一块骨头，此为跟骨，跟骨下有一凹陷，此处便是仆参穴。

【功能主治】下肢痿弱，足跟痛。

申脉

【标准取穴】在踝区，外踝尖直下，外踝下缘跟骨之间凹陷中。

【简易取穴】外踝尖直下，约距外踝下缘0.5寸的地方便是申脉穴。

【功能主治】神志疾患：失眠，癫狂，痫证，中风不省人事。头面五官疾患：偏正头痛，眩晕。

至阴

【标准取穴】在足趾，小趾末节外侧，指甲根角侧后方0.1寸（指寸）。

【简易取穴】足小趾外侧，沿指甲侧缘作一纵线，再沿指甲根部作一横线，两线的交点处便是至阴穴。

【功能主治】胎位不正，滞产；头痛，目痛；鼻塞，鼻衄。

（八）足少阴肾经

涌泉

【标准取穴】在足底，屈足卷趾时足心最凹陷中。

【简易取穴】仰面躺着，脚五趾屈曲，脚掌前面正中会出现一个凹窝，该凹窝处便是涌泉穴，约相当于脚掌（除五趾）前1/3与中1/3的分界处。

【功能主治】昏厥，中暑，小儿惊风，癫狂痫等急证及神志疾患；头痛，头晕，目眩，失眠；咯血，咽喉肿痛，喉痹等肺系病证；大便难，小便不利；奔豚气；足心热。

然谷

【标准取穴】在足内侧，足舟骨粗隆下，赤白肉际处。

【简易取穴】在足内踝前下可以摸到有一隆起的骨头，在该骨头下方便是然谷穴，取该穴时要仰卧或侧足。

【功能主治】月经不调，胸胁胀满。

太溪

【标准取穴】在踝区，内踝尖与跟腱之间的凹陷中。

【简易取穴】足内踝的后缘与跟腱内侧的中点处，与内踝尖平齐，便是太溪穴。

【功能主治】头痛，目眩，失眠，健忘，遗精，阳痿等肾虚证；咽喉肿痛，齿痛，耳鸣，耳聋等阴虚性五官病证；咳嗽，气喘，咯血，胸痛等肺部疾患；消渴，小便频数，便秘；月经不调；腰脊痛，下肢厥冷。

大钟
【标准取穴】在跟区，内踝后下方，跟骨上缘，跟腱附着部前缘凹陷中。
【简易取穴】紧靠跟腱，与足内踝下缘平齐的位置便是大钟穴。
【功能主治】咽喉肿痛，腰脊强痛。

照海
【标准取穴】在踝区，内踝尖下1寸，内踝下缘边际凹陷中。
【简易取穴】伸脚，足内踝下缘下1寸的位置便是照海穴。
【功能主治】失眠、癫痫等精神、神志疾患；咽喉干痛，目赤肿痛等五官热性疾患；月经不调，带下，阴挺等妇科病证；小便频数，癃闭。

阴谷
【标准取穴】在膝后区，腘横纹上，半腱肌肌腱外侧缘。
【简易取穴】屈膝90度，膝关节内侧下方的高骨突起（胫骨内侧髁）的后方，膝弯横纹的内侧头上，两条大筋之间便是阴谷穴。
【功能主治】遗精，阳痿。

神封
【标准取穴】在胸部，第四肋间隙，前正中线旁开2寸。
【简易取穴】沿锁骨中线与胸骨中线的中点作一纵线，第四肋间隙与它的交点便是神封穴。
【功能主治】咳嗽，哮喘，呕吐，胸痛，乳痈。

灵墟
【标准取穴】在胸部，第三肋间隙，前正中线旁开2寸。
【简易取穴】取法同神封。
【功能主治】咳嗽，哮喘，胸痛，乳痈。

神藏
【标准取穴】在胸部，第二肋间隙，前正中线旁开2寸。
【简易取穴】取法同神封。

【功能主治】咳嗽，哮喘，胸痛。

俞府

【标准取穴】在胸部，锁骨下缘，前正中线旁开2寸。

【简易取穴】在胸骨中线与锁骨中线的中点处作一纵线，锁骨的下缘与纵线
的交点处便是俞府穴。

【功能主治】咳嗽，哮喘，呕吐，胸胁胀满，不嗜食。

（九）手厥阴心包经

天池

【标准取穴】在胸部，第四肋间隙，前正中线旁开5寸。

【简易取穴】在乳头外侧1寸便是天池穴，约处在第四肋间隙。

【功能主治】咳嗽，哮喘，呕吐，胸痛，胸闷。

天泉

【标准取穴】在臂前区，腋前纹头下2寸，肱二头肌的长、短头之间。

【简易取穴】上臂掌侧与腋前纹头平齐的位置下2寸，肱二头肌的两个头之间，
此处稍用力按压，左右分推可以感觉到两条筋，此便是肱二头肌
的两个头，它们之间便是天泉穴，大约处在上臂掌侧的中部。

【功能主治】上臂内侧痛，胸胁胀满，胸背痛。

曲泽

【标准取穴】在肘前区，肘横纹上，肱二头肌腱的尺侧缘凹陷中。

【简易取穴】手掌向上，肘部微屈，可在肘窝中摸到一条大筋，大筋的内
侧，肘窝横纹上便是曲泽穴。

【功能主治】霍乱，肘臂挛痛不伸，痧证，风疹。

郄门

【标准取穴】在前臂前区，腕掌侧远端横纹上5寸，掌长肌腱与桡侧腕屈肌
腱之间。

【简易取穴】手掌向上，掌后第一横纹正中上5寸，两条大筋之间便是郄门穴。

【功能主治】心痛，心悸。

间使

【标准取穴】在前臂前区，腕掌侧远端横纹上3寸，掌长肌腱与桡侧腕屈肌
腱之间。

【简易取穴】手掌向上，掌后第一横纹正中上3寸，两条大筋之间便是间
使穴。

【功能主治】疟疾。

内关

【标准取穴】在前臂前区，腕掌侧远端横纹上2寸，掌长肌腱与桡侧腕屈肌
腱之间。

【简易取穴】手掌向上，掌后第一横纹正中上2寸，两条大筋之间便是内关穴。

【功能主治】心神血脉疾患：心痛，心悸，善惊，烦心，失眠，脏躁，癫
痫，狂妄。脾胃疾患：胃脘疼痛，呕吐，呃逆。胸部疾患。肘
臂挛痛。

大陵

【标准取穴】在腕前区，腕掌侧远端横纹中，掌长肌腱与桡侧腕屈肌腱
之间。

【简易取穴】手掌向上，掌后第一横纹正中，两条大筋之间便是大陵穴。

【功能主治】喜笑不休，狂言不乐，脏躁。

劳宫

【标准取穴】在掌区，横平第三掌指关节近端，第二、三掌骨之间偏于第三
掌骨。

【简易取穴】握拳，手中指在掌心第一横纹上，中指指尖所在位置便是劳宫
穴，约处在第二、三掌骨之间。

【功能主治】心烦善怒，喜笑不休，癫狂，小儿惊厥。

中冲

【标准取穴】在手指，中指末端最高点。

【简易取穴】中指指尖的中央最高点处便是中冲穴。

【功能主治】中风昏迷，舌强不语，中暑，昏厥，小儿惊风等急证。

（十）手少阳三焦经

关冲

【标准取穴】在手指，第四指末节尺侧，指甲根角侧上方0.1寸（指寸）。

【简易取穴】无名指外侧，沿无名指指甲外侧缘作一纵线，再沿无名指指甲
根部作一横线，两线的交点处。

【功能主治】头痛，目赤，耳鸣，耳聋，喉痹，舌强等头面五官病证；热病，中暑。

中渚

【标准取穴】在手背，第四、五掌骨间，第四掌指关节近端凹陷中。

【简易取穴】第四、五手指与手掌连接处的关节（掌指关节）之间的后方凹陷便是中渚穴。

【功能主治】耳聋，耳鸣。

阳池

【标准取穴】在腕后区，腕背侧远端横纹上，指伸肌腱的尺侧缘凹陷中。

【简易取穴】由无名指直上，在腕部有一个凹窝，恰好处在腕部正中大筋的小指侧（尺侧），此处便是阳池。

【功能主治】腕关节红肿不得屈伸，消渴。

外关

【标准取穴】在前臂后区，腕背侧远端横纹上2寸，尺骨与桡骨间隙中点。

【简易取穴】腕关节背面中央直上2寸，在两骨骨缝之间便是外关穴，正好与内关穴相对。

【功能主治】外感疾患：热病，感冒。头面耳目疾患：头痛，耳鸣。胸胁痛，肘臂屈伸不利。

支沟

【标准取穴】在前臂后区，腕背侧远端横纹上3寸，尺骨与桡骨间隙中点。

【简易取穴】外关直上1寸，在两骨骨缝之间，与心包经的间使穴内外相对。

【功能主治】胸胁痛，大便不通。

天井

【标准取穴】在肘后区，肘尖上1寸凹陷中。

【简易取穴】掌心向上屈肘90度，肘尖上方一横指的位置有一凹窝，此处便是天井穴。

【功能主治】暴喑，眼疾。

肩髎

【标准取穴】在三角肌区，肩峰角与肱骨大结节两骨间凹陷中。

【简易取穴】胳膊平举，肩关节上会出现两个凹窝，前面的凹窝是肩髃穴，后面的凹窝就是肩髎穴，两穴平齐，相距1寸。

【功能主治】肩胛肿痛，肩臂痛，瘿气，瘰疬。

天髎

【标准取穴】在肩胛区，肩胛骨上角骨际凹陷中。

【简易取穴】背部肩胛骨上角骨边缘的凹陷处便是天髎穴，约在曲垣穴上
1寸。

【功能主治】肩臂痛，颈项强痛，胸中烦满。

天牖

【标准取穴】在颈部，横平下颌角，胸锁乳突肌的后缘凹陷中。

【简易取穴】头正位，在下颌角后上方可以摸到一个条形肌肉，在该肌肉的
后缘近发际的地方便是天牖穴。

【功能主治】头痛，头晕，暴聋，项强。

翳风

【标准取穴】在颈部，耳垂后方，乳突下端前方凹陷中。

【简易取穴】将耳垂向后按，耳垂的边缘处可以摸到一个凹窝，按压该凹窝
嗓门有发紧的难受感觉，此处便是翳风穴。

【功能主治】耳鸣，耳聋等耳疾；口眼歪斜，面风，牙关紧闭，颊肿等面、
口病证；瘰疬。

角孙

【标准取穴】在头部，耳尖正对发际处。

【简易取穴】耳廓从耳根向前偃时，耳廓尖直上在发际内的地方便是角孙穴。

【功能主治】耳部肿痛，目赤肿痛，目翳，齿痛，唇燥，项强，头痛。

耳门

【标准取穴】在耳区，耳屏上切迹与下颌骨髁突之间的凹陷中。

【简易取穴】张开嘴的时候，耳朵前面的小凸起（耳屏）上的缺口处稍微向
前的地方有个凹窝，此处便是耳门穴。

【功能主治】耳鸣，耳聋，聤耳等耳疾；齿痛，颈颌痛。

丝竹空

【标准取穴】在面部，眉梢凹陷中。

【简易取穴】眉梢略入眉毛的地方便是丝竹空穴，此处有一个凹陷。

【功能主治】癫痫；头痛，目眩，目赤肿痛，眼睑𥆧动等头目病证；齿痛。

（十一）足少阳胆经

瞳子髎

【标准取穴】在面部，目外眦外侧0.5寸凹陷中。

【简易取穴】外眼角外0.5寸的地方为瞳子髎穴。

【功能主治】头痛；目赤肿痛，羞明流泪，内障，目翳等目疾。

听会

【标准取穴】在面部，耳屏间切迹与下颌骨髁突之间的凹陷中。

【简易取穴】张开嘴的时候，耳朵前面的小凸起（耳屏）下方的豁口与之平
　　　　　齐的地方有一凹陷，此处便是听会穴。

【功能主治】耳鸣，耳聋，聤耳等耳疾；齿痛，面痛，口眼歪斜，口噤。

上关

【标准取穴】在面部，颧弓上缘中央凹陷中。

【简易取穴】耳朵前面的小凸起（耳屏）前方一横指处是下关穴，下关穴直
　　　　　上可以摸到一颧骨弓，颧骨弓上缘便是上关穴。

【功能主治】头痛，耳鸣，耳聋，聤耳，口眼歪斜，面痛，齿痛，惊痫，
　　　　　瘛疭。

曲鬓

【标准取穴】在头部，耳前鬓角发际后缘与耳尖水平线的交点处。

【简易取穴】耳前鬓发的后缘，耳廓根与眉梢的一平线上便是曲鬓穴，与角
　　　　　孙穴平齐。

【功能主治】偏头痛，颔颊肿，牙关紧闭，呕吐，齿痛，目赤肿痛，项强不
　　　　　得顾。

率谷

【标准取穴】在头部，耳尖直上入发际1.5寸。

【简易取穴】耳尖直上，入发际1.5寸的地方便是率谷穴，在角孙穴的直上
　　　　　1.5寸。

【功能主治】偏头痛，眩晕，耳鸣，耳聋，小儿惊风。

完骨

【标准取穴】在头部，耳后乳突的后下方凹陷中。

【简易取穴】低头，可以在耳后摸到一个与耳廓弧形相似的骨性结构，沿此

顺耳根方向向下摸，摸到尽头时有一突起为乳突，乳突后下方的凹陷处便是完骨穴。

【功能主治】失眠，面瘫，流行性腮腺炎，脑发育不全，脑瘫，癔证。

本神

【标准取穴】在头部，前发际上0.5寸，头正中线旁开3寸。

【简易取穴】方法一：前额正中发际处为神庭穴，神庭穴旁开3寸便是本神穴。方法二：手阳明胃经的头维穴与神庭穴连线分为三等份，外1/3与中1/3的交界处便是本神穴。

【功能主治】头痛，目眩，癫痫，小儿惊风，颈项强痛，胸胁痛，半身不遂。

阳白

【标准取穴】在头部，眉上1寸，瞳孔直上。

【简易取穴】眉毛中央与前发际线连线的下1/3与中1/3的交界处便是阳白穴，当眼睛向前看时直对瞳孔。

【功能主治】面神经麻痹，夜盲，眶上神经痛，头痛，眩晕，视物模糊，目痛，眼睑下垂，面瘫。

脑空

【标准取穴】在头部，横平枕外隆凸的上缘，风池直上。

【简易取穴】正坐，在风池之上与脑户相平处，头后高骨（枕外隆凸）上缘。

【功能主治】头痛，颈项强痛，目眩，目赤肿痛，鼻痛，耳聋，癫痫，惊悸，热病。

风池

【标准取穴】在颈后区，枕骨之下，胸锁乳突肌上端与斜方肌上端之间的凹陷中。

【简易取穴】脖子后正中入后发际线1寸的位置与取完骨穴时摸到的乳突下缘连线的中点便是风池穴，正好处在脖子后大筋两旁在发际边缘的凹陷中。

【功能主治】外感疾患：头痛发热，洒渐振寒，热病汗不出，颈项强痛。头目疾患：头痛头晕，目赤肿痛，迎风流泪，翳膜遮睛，目视不明，雀目，青盲，面肿，口歪。耳鼻疾患：鼻渊，鼻衄，耳鸣耳聋。神志疾患：失眠，癫痫，中风昏迷，气厥。

肩井

【标准取穴】在肩胛区，第七颈椎棘突与肩峰最外侧点连线的中点。

【简易取穴】正坐低头，可以摸到脖子后面突起最大的脊柱骨，此为第七颈椎，第七颈椎下与肩膀头的骨突起的连线的中点处便是肩井穴。

【功能主治】肩臂疼痛，乳腺炎。

渊腋

【标准取穴】在胸外侧区，第四肋间隙中，在腋中线上。

【简易取穴】正坐，腋窝中线与第十一肋端连线的上1/4与下1/4的交点处便是渊液穴。

【功能主治】胸满，胁痛，腋下肿，臂痛不举等。

辄筋

【标准取穴】在胸外侧区，第四肋间隙中，腋中线前1寸。

【简易取穴】正坐，开腋，在渊腋前1寸，男子约与乳头平齐。

【功能主治】胸胁痛，腋肿，咳嗽，气喘，呕吐，吞酸。

日月

【标准取穴】在胸部，第七肋间隙中，前正中线旁开4寸。

【简易取穴】肚脐上4.5寸，旁开3.5寸的位置便是日月穴，约处在第九肋的下缘。

【功能主治】呃逆，翻胃吞酸。

京门

【标准取穴】在上腹部，第十二肋骨游离端下际。

【简易取穴】侧卧，在侧腰部第十二肋骨段的下缘取穴。

【功能主治】胁肋痛，腹胀，腰脊痛。

带脉

【标准取穴】在侧腹部，第十一肋骨游离端垂线与脐水平线的交点上。

【简易取穴】胳膊抬起，露出腋横纹，以从腋横纹正中线直下线为纵线，沿肚脐作一横线，两线的交点处便是带脉穴。

【功能主治】妇人少腹痛，月经不调，赤白带下，经闭，痛经，不孕。

居髎

【标准取穴】在臀区，髂前上棘与股骨大转子最凸点连线的中点处。

【简易取穴】屁股侧面胯骨（髋骨）的前上方有一骨突起，此为髂前上棘，胯骨的中下部有一圆而大的骨突起为大转子，髂前上棘与大转子最高点连线的中点便是居髎穴。

【功能主治】腰腿痹痛，瘫痪，足痿，疝气。

环跳

【标准取穴】在臀区，股骨大转子最凸点与骶管裂孔连线的外1/3与内2/3交点处。

【简易取穴】侧卧取穴，取穴时下腿伸直，上腿屈曲90度，拇指指尖关节按在大转子头上，拇指指向脊柱，此时指尖所在的位置便是环跳穴。

【功能主治】腰腿疼痛：腰胯疼痛，挫闪腰痛，下肢痿痹，膝踝肿痛。遍身风疹，半身不遂。

风市

【标准取穴】在股部，直立垂手，掌心贴于大腿时，中指尖所指凹陷中，髂胫束后缘。

【简易取穴】直立，两手自然下垂，中指尖到达的位置便是风市穴，在大腿外侧当中，与委中穴上7寸平齐。

【功能主治】中风半身不遂，下肢痿痹，遍身瘙痒。

膝阳关

【标准取穴】在膝部，股骨外上髁后上缘，股二头肌腱与髂胫束之间的凹陷中。

【简易取穴】膝上外侧突起的高骨的上方有一凹窝，此处便是膝阳关，在阳陵泉上3寸，屈膝90度时，该穴与髌骨上缘平齐，位于筋骨之间。

【功能主治】膝髌肿痛，腘筋挛急，小腿麻木等。

阳陵泉

【标准取穴】在小腿外侧，腓骨头前下方凹陷中。

【简易取穴】正坐屈膝90度，膝关节外边向下可以摸到一个小圆骨突起，在该突起稍下出有一凹窝，此处便是阳陵泉穴。

【功能主治】黄疸，胁痛，口苦，呕吐，吞酸等肝胆犯胃病证；膝肿痛，下肢痿痹及麻木等下肢，膝关节疾患；小儿惊风。

外丘

【标准取穴】在小腿外侧，外踝尖上7寸，腓骨前缘。

【简易取穴】从外踝向上可以摸到一骨此为腓骨，从外踝前直上7寸，腓骨
　　　　　　的前缘便是外丘穴。

【功能主治】癫疾呕沫。

光明

【标准取穴】在小腿外侧，外踝尖上5寸，腓骨前缘。

【简易取穴】外踝尖直上5寸，腓骨的前缘便是光明穴。

【功能主治】目赤肿痛，视物不明。

悬钟

【标准取穴】在小腿外侧，外踝尖上3寸，腓骨前缘。

【简易取穴】外踝尖直上3寸，腓骨的后缘便是悬钟穴。

【功能主治】筋骨病：颈项强，四肢关节酸痛，半身不遂，筋骨挛痛，脚
　　　　　　气，躄足，跟骨痛，附骨疽。胸胁疾患：瘰疬，腋肿，心腹胀
　　　　　　满，胸胁疼痛。头晕，失眠，记忆减退，耳鸣耳聋，高血压。

丘墟

【标准取穴】在踝区，外踝的前下方，趾长伸肌腱的外侧凹陷中。

【简易取穴】沿外踝前缘向下的线和与外踝下缘平齐的横线的交点处的凹陷
　　　　　　便是丘墟穴。

【功能主治】胸胁痛。

足临泣

【标准取穴】在足背，第四、五跖骨底结合部的前方，第5趾长伸肌腱外侧
　　　　　　凹陷中。

【简易取穴】脚第四、五趾根后方0.5寸的位置的骨缝处便是足临泣穴。

【功能主治】头面五官疾患：头痛目眩，目赤肿痛，颔痛，齿痛，咽肿，耳
　　　　　　聋。胸胁疾患：乳痛，呼吸困难，腋下肿，胁肋痛。足跗肿
　　　　　　痛，髀枢痛，膝踝关节痛，足背红肿。

侠溪

【标准取穴】在足背，第4、5趾间，趾蹼缘后方赤白肉际处。

【简易取穴】脚第4、5趾的趾缝端。

【功能主治】头痛，耳鸣，耳聋，目痛，颊肿。

（十二）足厥阴肝经

大敦

【标准取穴】在足大趾，大趾末节外侧，趾甲根角侧后方0.1寸。

【简易取穴】在足大趾外侧，沿趾甲缘作一纵线，然后再沿趾甲跟作一横线，两线交点便是大敦穴。

【功能主治】疝气，少腹痛；遗尿，癃闭，五淋，尿血等泌尿系病证；月经不调，崩漏，阴缩，阴中痛，阴挺等月经病及前阴病证；癫痫，善寐。

行间

【标准取穴】在足背，第一、二趾间，趾蹼缘后方赤白肉际处。

【简易取穴】脚拇趾与第二趾趾缝后0.5寸的地方便是行间穴，其后为两个关节（第一、二跖趾关节）之间的骨缝。

【功能主治】中风，癫痫，头痛，目眩，目赤痛，青盲，口歪等肝经风热病证；月经不调，痛经，闭经，崩漏，带下等妇科经带病证；阴中痛，疝气；遗尿，癃闭，五淋等泌尿系病证；胸胁满痛。

太冲

【标准取穴】在足背，第一、二跖骨间，跖骨底结合部前方凹陷中，或触及动脉搏动。

【简易取穴】行间后1.5寸，位于行间穴后两关节之间骨缝的后方。

【功能主治】肝肾疾患：阴痛，精液不足，狐疝，遗尿，癃闭，小便赤，淋病，呕吐，胸胁支满，绕脐腹痛，飧泄。妇人疾患：月经不调，痛经，经闭，崩漏，带下，难产，乳痛。本经脉所过部位的疾患：筋挛，腿软无力，脚气红肿，五趾拘急，喉痛咽干，口中烂，口歪，头晕目痛，头痛。神志疾患：小儿惊风，癫痫，心烦，失眠。其他：腰脊疼痛，瘰疬。

中封

【标准取穴】在踝区，内踝前，胫骨前肌肌腱的内侧缘凹陷中。

【简易取穴】内踝尖平齐的位置与脚踝部靠近内踝的第一条大筋中间的位置便是中封穴。

【功能主治】内踝肿痛，足冷，少腹痛，咽干。

蠡沟

【标准取穴】在小腿内侧，内踝尖上5寸，胫骨内侧面的中央。

【简易取穴】小腿正面可以摸到的骨为胫骨，内踝前缘直上5寸胫骨的后缘便是蠡沟穴。

【功能主治】疝气，遗尿，癃闭，阴痛阴痒，月经不调，赤白带下，阴挺，崩漏。

中都

【标准取穴】在小腿内侧，内踝尖上7寸，胫骨内侧面的中央。

【简易取穴】蠡沟穴直上2寸，胫骨的后缘便是中都穴。

【功能主治】疝气，遗精，崩漏，恶露不尽。

曲泉

【标准取穴】在膝部，腘横纹内侧端，半腱肌肌腱内缘凹陷中。

【简易取穴】屈膝90度，膝内侧大的圆形高骨突起的后方便是曲泉穴，正好处在膝弯横纹的上方，两筋的前缘。

【功能主治】阳痿。

阴包

【标准取穴】在股前区，髌底上4寸，股薄肌与缝匠肌之间。

【简易取穴】屈膝90度，曲泉穴上4寸。

【功能主治】月经不调，腰骶痛引小腹等。

章门

【标准取穴】在侧腹部，在第十一肋游离端的下际。

【简易取穴】腋中线第十一肋端，合腋屈肘90度时肘尖所在处便是章门穴。

【功能主治】脘腹胀满，胸胁支满。

期门

【标准取穴】在胸部，第六肋间隙，前正中线旁开4寸。

【简易取穴】男性乳头直下两条肋骨的骨间隙便是期门穴，位于第六第七肋之间。

【功能主治】胸胁支满，呕吐呃逆。

（十三）督脉

专家提示：本经穴位主要分布在身体背侧正中，腧穴标准取穴时，对于椎体的把握比较重要，脊柱的有关知识在介绍足太阳膀胱经时已经介绍，可参看相关内容。

腰阳关

【标准取穴】在脊柱区，第四腰椎棘突下凹陷中，后正中线上。

【简易取穴】正坐时，第四腰椎下的凹陷便是腰阳关穴。

【功能主治】腰骶痛，下肢痿痹，遗精，阳痿，月经不调。

命门

【标准取穴】在脊柱区，第二腰椎棘突下凹陷中，后正中线上。

【简易取穴】正坐时，第二腰椎下的凹陷便是命门穴，一般与肚脐中央相对。

【功能主治】生殖疾患：遗精，阳痿，不孕，白浊，赤白带下。二便疾患：遗尿，小便不利，泄泻。腰骶，下肢疾患：腰脊强痛，虚损腰痛，下肢痿痹。

脊中

【标准取穴】在脊柱区，第十一胸椎棘突下凹陷中，后正中线上。

【简易取穴】正坐时，第十一胸椎下凹陷便是脊中穴。

【功能主治】腹泻，痢疾，痔疮。

中枢

【标准取穴】在脊柱区，第十胸椎棘突下凹陷中，后正中线上。

【简易取穴】正坐时，第十胸椎下凹陷处便是中枢穴。

【功能主治】呕吐，腹满，胃痛，食欲不振，腰背痛。

至阳

【标准取穴】在脊柱区，第七胸椎棘突下凹陷中，后正中线上。

【简易取穴】正坐时，第七胸椎下凹陷处便是至阳穴。

【功能主治】胸胁胀痛，黄疸，腰痛疼痛，脊强。

身柱

【标准取穴】在脊柱区，第三胸椎棘突下凹陷中，后正中线上。

【简易取穴】正坐时，第三胸椎下凹陷处便是身柱穴。

【功能主治】咳嗽，气喘，疔疮发背。

陶道

【标准取穴】在脊柱区，第一胸椎棘突下凹陷中，后正中线上。

【简易取穴】正坐时，第一胸椎下凹陷处便是陶道穴。

【功能主治】恶寒发热。

大椎

【标准取穴】在脊柱区，第七颈椎棘突下凹陷中，后正中线上。

【简易取穴】正坐时，第七颈椎下凹陷处便是大椎穴。

【功能主治】外感疾患：发热恶寒，头项强痛，肩背痛，风疹。胸肺疾患：
肺胀胁满，咳嗽喘急。心神疾患：癫狂，小儿惊风。颈项强
直，肩颈疼痛。

风府

【标准取穴】在颈后区，枕外隆凸直下，两侧斜方肌之间凹陷中。

【简易取穴】脖子后正中线入发际1寸的位置便是风府穴，恰好处在头后高
骨（枕外隆凸）下的凹窝处。

【功能主治】颈项痛，头痛，眩晕，癔病。

强间

【标准取穴】在头部，后发际正中直上4寸。

【简易取穴】前后发际连线的中、后1/3连线的交点处便是强间穴。

【功能主治】头痛，目眩，颈项强痛，癫狂痫证，烦心，失眠。

百会

【标准取穴】在头部，前发际正中直上5寸。

【简易取穴】两耳尖连线的中点便是百会穴。

【功能主治】神志疾患：尸厥，惊悸，中风不语，瘼疭，癫痫，癔证，耳
鸣，眩晕。脾气不升：脱肛，痔疾，阴挺。

上星

【标准取穴】在头部，前发际正中直上1寸。

【简易取穴】从两眉头中间向上到额上的头发边，再向上1寸，就是本穴。

【功能主治】头痛，癫痫。

神庭

【标准取穴】在头部，前发际正中直上0.5寸。

【简易取穴】前额正中发际处为神庭穴。

【功能主治】神志疾患：角弓反张，癫狂，痫证，惊悸，失眠。头面五官疾
患：头晕，目眩，鼻渊，鼻衄，鼻塞，流泪，目赤肿痛，目
翳，雀目，吐舌。

素髎

【标准取穴】在面部，鼻尖的正中央。

【简易取穴】鼻尖端正中央便是素髎穴。

【功能主治】昏厥，惊厥，新生儿窒息，休克，呼吸衰竭等急危重证；鼻塞，鼻衄，鼻渊等鼻病。

水沟（人中）

【标准取穴】在面部，人中沟的上1/3与中1/3交点处。

【简易取穴】鼻子下边与上嘴唇的中间有一小沟，叫人中沟，人中沟上1/3与中1/3的交界处便是水沟穴。

【功能主治】昏迷，晕厥，中风，中暑，休克，呼吸衰竭等急危重证；癔证，癫狂痫，急慢惊风等神志病证；鼻塞，鼻衄，面肿，口眼歪斜，齿痛，牙关紧闭等面鼻口部病证；闪挫腰痛。

印堂

【标准取穴】在头部，两眉毛内侧端中间的凹陷中。

【简易取穴】两眉头之间的凹陷处便是印堂穴。

【功能主治】失眠，健忘，癫痫，头痛，眩晕等；鼻衄，目赤肿痛，三叉神经痛等。

（十四）任脉

专家提示：本经穴位分布在身体腹侧正中线上。

中极

【标准取穴】在下腹部，脐中下4寸，前正中线上。

【简易取穴】肚脐正中直下4寸的位置便是中极穴。

【功能主治】疝气偏坠，遗精，阴痛，阴痒。

关元

【标准取穴】在下腹部，脐中下3寸，前正中线上。

【简易取穴】肚脐正中直下3寸（相当于4横指）的位置便是关元穴。

【功能主治】小腹疾患，妇人疾患，肠胃疾患，虚证。

石门

【标准取穴】在下腹部，脐中下2寸，前正中线上。

【简易取穴】肚脐正中直下2寸的位置便是石门穴。

【功能主治】经闭，带下。

气海

【标准取穴】在下腹部，脐中下1.5寸，前正中线上。

【简易取穴】肚脐正中直下1.5寸（相当于4横指取一半）的位置便是气海穴。

【功能主治】小腹疾患，妇人疾患，肠胃疾患，虚证。

神阙

【标准取穴】在脐区，脐中央。

【简易取穴】肚脐正中心是神阙穴。

【功能主治】各种脱证，虚寒厥逆，月经不调，崩漏，遗精，不孕，小便不
　　　　　　禁等。

下脘

【标准取穴】在上腹部，脐中上2寸为下脘穴，前正中线上。

【简易取穴】在肚脐正中直上2寸。

【功能主治】腹痛，腹胀，呕吐，呃逆，泄泻等。

中脘

【标准取穴】在上腹部，脐中上4寸为中脘穴，前正中线上。

【简易取穴】在肚脐正中直上4寸，正好处在心口窝上边正中与肚脐正中的
　　　　　　中点处。

【功能主治】脾胃疾患。神志疾患：中暑，脏躁，癫狂，尸厥，头痛。其
　　　　　　他：喘息不止，月经不调，经闭，妊娠恶阻。

上脘

【标准取穴】在上腹部，脐中上5寸为上脘穴，前正中线上。

【简易取穴】上脘穴在肚脐正中直上5寸。

【功能主治】胃脘疼痛，呕吐，呃逆，纳呆，痢疾。

建里

【标准取穴】在上腹部，脐中上3寸，前正中线上。

【简易取穴】肚脐正中直上3寸，下脘与中脘穴之间便是建里穴。

【功能主治】胃脘痛，呕吐，食欲不振，肠中切痛。

巨阙

【标准取穴】在上腹部，脐中上6寸，前正中线上。

【简易取穴】位于人体的腹部中部，左右肋骨相交之处，再向下二指宽即为

此穴。

【功能主治】胸痛，心痛。

鸠尾

【标准取穴】在上腹部，剑胸结合下1寸，前正中线上。

【简易取穴】腹部可以摸到两侧弧形走向一直回合于身体前侧正中线上的肋骨（肋弓），肋弓汇合处（胸剑联合）下一寸便是鸠尾穴。

【功能主治】胸满咳逆。

中庭

【标准取穴】在胸部，剑胸结合中点处，前正中线上。

【简易取穴】同鸠尾，身体前正中线胸剑联合处便是中庭穴。

【功能主治】心痛，胸满等；噎膈，呕吐。

膻中

【标准取穴】在胸部，横平第四肋间隙，前正中线上。

【简易取穴】胸部前正中线上，两乳头之间便是膻中穴，约平第四肋间隙。

【功能主治】胸肺疾患：胸闷，气短，咳喘。噎膈，产妇乳少，小儿吐乳。

华盖

【标准取穴】在胸部，横平第一肋间隙，前正中线上。

【简易取穴】胸骨上可以摸到稍向前突起的骨性结构（胸骨角），胸骨角与胸部前正中线的交点处便是华盖穴。

【功能主治】咳嗽，气喘等；胸胁支满，胸痛等。

璇玑

【标准取穴】在胸部，胸骨上窝下1寸，前正中线上。

【简易取穴】仰卧，在胸骨前正中线上，天突穴直下1寸。

【功能主治】咳嗽，气喘等；胸胁支满，胸痛等；咽喉肿痛等。

天突

【标准取穴】在颈前区，胸骨上窝中央，前正中线上。

【简易取穴】胸骨上端有一凹陷，此凹陷正中便是天突穴，与胸骨上缘平齐。

【功能主治】胸肺疾患：哮喘，咳嗽，咯吐脓血。暴喑，咽喉肿痛，瘿气，梅核气。心与背相控而痛，瘾疹。

廉泉

【标准取穴】在颈前区，喉结上方，舌骨上缘凹陷中，前正中线上。

【简易取穴】喉结上方可以摸到一环形骨，该骨的上缘正中凹陷处便是廉泉穴，取穴时，拇指朝下，指关节的横纹放在下巴骨正中，此时拇指尖所在的位置便是廉泉穴。

【功能主治】舌喉疾患：舌下肿痛，舌纵涎下，舌强不语，暴喑，口舌生疮。

承浆

【标准取穴】在面部，颏唇沟的正中凹陷处。

【简易取穴】下嘴唇下正中的凹窝处便是承浆穴。

【功能主治】中风昏迷，癫痫，口眼歪斜，流涎。

二、经外奇穴

有些穴位，有确定的名称，同时也有明确的位置，但并未被列入十四经系统的腧穴就为经外奇穴。这些穴位往往对某些特殊的病证有特殊的疗效，且比十四经上的穴位效果更好。下面就常用经外奇穴的相关内容介绍如下。

（一）头颈部

四神聪

【标准取穴】在头部，百会前后左右各旁开1寸，共四穴。

【简易取穴】本穴在头顶上，百会穴前、后、左、右各1寸的位置便是四神聪（共四穴）。

当阳

【标准取穴】在头部，瞳孔直上，前发际上1寸。

鱼腰

【标准取穴】在头部，瞳孔直上，眉毛中。

【简易取穴】眉毛中间，瞳孔正中直上处便是鱼腰穴。

太阳

【标准取穴】在头部，眉梢与目外眦之间，向后约一横指的凹陷中。

【简易取穴】眉梢与外眼角中间后一横指的地方便是太阳穴。

【功能主治】失眠，健忘，癫痫，头痛，眩晕等；鼻衄，目赤肿痛，三叉神经痛等。

耳尖

【标准取穴】在耳区，在外耳轮的最高点。

球后

【标准取穴】在面部，眶下缘外1/4与内3/4交界处。

上迎香

【标准取穴】在面部，鼻翼软骨与鼻甲的交界处，近鼻翼沟上端处。

内迎香

【标准取穴】在鼻孔内，当鼻翼软骨与鼻甲交界的黏膜处。

【功能主治】精神神经系统疾病：头痛，眩晕，急惊风。五官科系统疾病：目赤肿痛，鼻炎，咽喉炎。中暑。

聚泉

【标准取穴】在口腔内，舌背正中缝的中点处。

海泉

【标准取穴】在口腔内，舌下系带中点处。

金津

【标准取穴】在口腔内，舌下系带左侧的静脉上。

玉液

【标准取穴】在口腔内，舌下系带右侧的静脉上。

翳明

【标准取穴】在颈部，翳风后1寸。

颈百劳

【标准取穴】在颈部，第7颈椎棘突直上2寸，后正中线旁开1寸。

【功能主治】呼吸系统疾病：支气管炎，支气管哮喘，肺结核。颈椎病。

（二）腹部

子宫

【标准取穴】在下腹部，脐中下4寸，前正中线旁开3寸。

【简易取穴】患者卧位，在脐下4寸，旁开3寸处取穴。

【功能主治】子宫下垂，月经不调，痛经，功能性子宫出血，子宫内膜炎，不孕症等。

（三）背部

定喘

【标准取穴】在脊柱区，横平第7颈椎棘突下，后正中线旁开0.5寸。

【简易取穴】第七颈椎下旁开0.5寸便是定喘穴。

【功能主治】呼吸系统疾病：支气管炎，支气管哮喘，百日咳。麻疹，肩背软组织疾患，落枕等。

夹脊

【标准取穴】在脊柱区，第1胸椎至第5腰椎棘突下两侧，后正中线旁开0.5寸，一侧17穴。

【简易取穴】第一胸椎到第五腰椎，每一椎下旁开0.5寸便是夹脊（左右共34穴）。

【功能主治】适应范围较大，其中上胸部的穴位治疗心、肺、上肢疾患；下胸部的穴位治疗胃肠疾患；腰部的穴位治疗腰、腹、下肢疾患。

胃脘下俞

【标准取穴】在脊柱区，横平第8胸椎棘突下，后正中线旁开1.5寸。

【简易取穴】俯卧，在第八、九胸椎棘突之间的凹陷旁开1.5寸便是胃脘下俞。

【功能主治】消化系统疾病：胃炎，胰腺炎。支气管炎，肋间胸膜炎，肋间神经痛等。

痞根

【标准取穴】在腰区，横平第1腰椎棘突下，后正中线旁开3.5寸。

【功能主治】消化系统疾病：胃痉挛，胃炎，胃扩张，肝炎，肝脾肿大。疝，肾下垂，腰肌劳损。

下极俞

【标准取穴】在腰区，第3腰椎棘突下。

【功能主治】泌尿生殖系统疾病：肾炎，遗尿。其他：肠炎，腰肌劳损。

腰宜

【标准取穴】在腰区，横平第4腰椎棘突下，后正中线旁开3寸。

腰眼

【标准取穴】在腰区，横平第4腰椎棘突下，后正中线旁开约3.5寸凹陷中。

【简易取穴】俯卧，可在要上看到两处陷下的地方，此处即为腰眼，相当于第三腰椎下两侧的位置。

【功能主治】泌尿生殖系统疾病：睾丸炎，遗尿，肾炎。腰肌劳损。

十七椎

【标准取穴】在腰区，当后正中线上，第5腰椎棘突下凹陷中。

【简易取穴】第五腰椎下凹陷处便是十七椎穴。

【功能主治】妇科系统疾病：月经不调，痛经，功能性子宫出血。其他：痔疮，坐骨神经痛，小儿麻痹后遗症，腰骶部疼痛等。

腰奇

【标准取穴】在骶区，尾骨端直上2寸，骶角之间凹陷中。

【功能主治】精神神经系统疾病：癫痫，失眠，头痛。便秘。

（四）上肢部

肘尖

【标准取穴】在肘后区，尺骨鹰嘴的尖端。

【功能主治】颈淋巴结结核，痈疔疮疡。

二白

【标准取穴】在前臂前区，腕掌侧远端横纹上4寸，桡侧腕屈肌腱的两侧，一肢2穴。

中泉

【标准取穴】在前臂后区，腕背侧远端横纹上，指总伸肌腱桡侧的凹陷中。

中魁

【标准取穴】在手指，中指背面，近侧指间关节的中点处。

大骨空

【标准取穴】在手指，拇指背面，指间关节的中点处。

小骨空

【标准取穴】在手指，小指背面，近侧指间关节的中点处。

腰痛点

【标准取穴】在手背，第二、三掌骨间及第四、五掌骨间，腕背侧远端横纹与掌指关节的中点处，一手2穴。

【简易取穴】手掌面朝下，十指伸开，从二、三指指缝朝腕横纹方向推，当感觉前面有骨性物挡住时此处便为腰痛点，差不多正好为腕背远端横纹与掌指关节的中点，四、五指之间取法与之一样。

外劳宫

【标准取穴】在手背，第2、3掌骨间，掌指关节后0.5寸（指寸）凹陷中。

【功能主治】运动系统疾病：颈椎病，落枕。偏头痛，咽喉炎。

八邪

【标准取穴】在手背，第一至五指间，指蹼缘后方赤白肉际处，左右共8穴。

【简易取穴】左右手，指缝指蹼后方的赤白肉际处便是八邪（左右共8穴）。

四缝

【标准取穴】在手指，第二至五指掌面近侧指间关节横纹的中央，一手4穴。

【简易取穴】手食指、中指、无名指、小指四指中节横纹的中点处便是四缝穴。

十宣

【标准取穴】在手指，十指尖端，距指甲游离缘0.1寸（指寸），左右共10穴。

【简易取穴】两手手指尖端距指甲0.1寸的位置便是十宣（左右共10穴）。

（五）下肢部

髋骨

【标准取穴】在股前区，当梁丘两旁各1.5寸，一侧2穴。

【功能主治】膝关节炎。

鹤顶

【标准取穴】在膝前区，髌底中点的上方凹陷处。

【简易取穴】屈膝垂足，从膝盖正中向上摸到膝盖上缘的地方，就是本穴。

【功能主治】膝关节炎，脑血管病后遗症。

百虫窝

【标准取穴】在股前区，髌底内侧端上3寸。

【功能主治】皮肤疾病：荨麻疹，风疹，皮肤瘙痒症，湿疹。其他：蛔虫病等。

膝眼

【标准取穴】在膝部，髌韧带两侧凹陷处的中央，在内侧的称内膝眼，在外侧的称外膝眼（即犊鼻穴）。

【简易取穴】屈膝垂足，本穴在膝盖左右两个凹窝中，一侧两穴，左右共4穴。

【功能主治】各种原因所致的膝关节炎，髌骨软化症等。

胆囊

【标准取穴】在小腿外侧，腓骨小头直下2寸。

【功能主治】消化系统疾病：急、慢性胆囊炎，胆石症，胆绞痛。下肢瘫痪。

阑尾

【标准取穴】在小腿外侧，髌韧带外侧凹陷下5寸，胫骨前嵴外一横指。

【简易取穴】本穴在胃经上巨虚穴上1寸的地方，一般在这可有明显的压痛。

【功能主治】消化系统疾病：急、慢性阑尾炎，胃炎，消化不良。下肢瘫痪。

内踝尖

【标准取穴】在踝区，内踝尖的最凸起处。

【功能主治】下牙痛，腓肠肌痉挛。

外踝尖

【标准取穴】在踝区，外踝的最凸起处。

【功能主治】牙痛，腓肠肌痉挛。

八风

【标准取穴】在足背，第一至五趾间，趾蹼缘后方赤白肉际处，左右共8穴。

【简易取穴】两脚，趾缝趾蹼后方赤白肉际处便是八风（左右共8穴）。

独阴

【标准取穴】在足底，第2趾的跖侧远端趾间关节的中点。

气端

【标准取穴】在足趾，十趾端的中央，距趾甲游离缘0.1寸（指寸），左右共10穴。